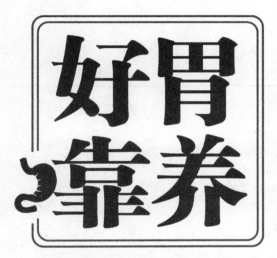

好胃靠养

养胃护胃有妙方

李志刚／著

吉林科学技术出版社

图书在版编目（CIP）数据

好胃靠养 / 李志刚著. -- 长春 ：吉林科学技术出版社，2023.3

ISBN 978-7-5578-9029-2

Ⅰ．①好… Ⅱ．①李… Ⅲ．①益胃－基本知识 Ⅳ.①R256.3

中国版本图书馆CIP数据核字（2021）第234879号

好胃靠养
HAO WEI KAO YANG

著　　者	李志刚
出 版 人	宛　霞
责任编辑	孟　盟
书籍装帧	长春美印图文设计有限公司
封面设计	王　婧
幅面尺寸	170 mm×240 mm
开　　本	16
印　　张	15
页　　数	240
字　　数	200千字
印　　数	1—6 000
版　　次	2023年3月第1版
印　　次	2023年3月第1次印刷

出　　版　吉林科学技术出版社
发　　行　吉林科学技术出版社
地　　址　吉林省长春市福祉大路5788号
邮　　编　130118
发行部电话/传真　0431-81629529　81629530　81629531
　　　　　　　　　　81629532　81629533　81629534
储运部电话　0431-84612872
编辑部电话　0431-81629518
印　　刷　长春新华印刷集团有限公司

书号　ISBN 978-7-5578-9029-2
定价　49.90元

下工治胃病，上工治未病

常常有慕名而来的人与我初次见面时会说："没想到您这么年轻。"其中不乏恭维的成分，但和同龄人相比，五十出头的我确实显得年轻。为什么呢？不是我长了一张娃娃脸，也不是我用了什么高级化妆品，更不是我养尊处优或者整天泡在健身房。事实上，我跟大多数上班族一样每天端坐，工作比很多人都更勤奋，有时候还要值夜班。归根结底，是我的专业知识帮我养出了一个健康强壮的胃。

很多人，尤其是女孩子向我讨教驻颜之术时，我会跟她们说："把胃养好。"这不是在敷衍她们，胃健康了，才能自内而外散发出美丽。女孩子一定要在35岁之前把胃养好，否则等到胃经气血衰败的时候，会迅速衰老。为什么我们总觉得女人三十岁之后比男人老得快呢？因为女性本身容易气血不足，年轻时还勉强可以支撑，等到气血严重不足，影响到胃经功能时，就会早衰。这时候，在脸上涂再多抗皱的护肤品也没用。

有人会问："胃真的这样重要吗？"这话我能理解，一是人人都会强调自己专业的重要性，所以这种质疑很好理解；二是在大多数人的认知里，和肝、肾、肠等器官相比，胃就像一个大口袋，既结实又笨拙，似乎没什么大用处。但事实真的是这样吗？

在中医学理论中，我们把胃称为"水谷之海""太仓"，它属于三焦中的中焦，"中焦者，在胃中脘，不上不下，主腐熟水谷"。虽然它的主要作用是"主受盛饮食"，跟肝肾相比有点儿自惭形秽，但"五脏者，皆禀气于胃；胃者，五脏之本也""元气之充足，皆由脾胃之气无所伤，而后能滋养元气。若胃气之本弱，饮食自倍，则脾胃之气既伤，而元气亦不能充，而诸病之所由生也"。

由此来看，胃的作用不容小觑，它是气血生化的源头，脏腑经络的枢纽，被称为"后天之本"。人体精、气、血、津液的化生，都离不开我们吃进肚子里的食物。更准确地说，都取决于身体消化掉的食物。而胃在其中扮演着至关重要的角色，胃气的盛衰，直接决定了我们身体免疫力的强弱。所以，"内伤脾胃，百病由生"。对胃的健康，我们怎么能不予以重视？

虽然我是医生，可我一点儿都不希望大家找我看病。《黄帝内经》中提出：上工治未病，中工治欲病，下工治已病。我并不仅仅满足于做一个治病的"下工"，而是想要像传说中扁鹊的大哥那样，做一名在病情发作之前就能给人治病的医生，让患者在诊疗前后都感觉不到病痛。

可是实现这个愿望似乎有点儿难，不是我自身的原因，而是胃病似乎已经成为都市中的流行病了，从孩子到老人，我很少见到有谁的胃是一点儿毛病都没有的。面对各种食品安全问题，我们需要一个更强健的胃，可事实恰恰相反，我们的胃越来越脆弱，越来越不堪一击，这种情形真的让人很痛心。

为此，作为一名治疗胃病多年的医生，我深感有必要谈谈养胃这个问题。关于该如何养胃，民间有很多俗谚和土方，持不同理念的医生也会有不同的看法，而且各种新颖理论层出不穷，该如何选择？

一般来说，会有一些大家都认同的理念，比如：第一，早餐一定要吃，而且第一口食物要温热；第二，怎么吃比吃什么更重要，切记细嚼慢咽。哪怕三餐规律你做不到，也至少要做到这两点。根据我的经验，这是养胃最关键的方法。

在学术界，关于如何养胃，除了这些原则之外，也存在很多不同意见。为此，我不仅会给大家提供养胃的方法，也会说明这样做的理由。因为我相信你们的判断力，更相信你们是生活中的有心人。衷心希望你们的胃，能和我的胃一样健康。

目录
CONTENTS

第一章

五脏六腑胃为主，治病前把胃认清楚

现在不管是老年人还是年轻人，城里人还是乡下人，似乎多多少少都有点儿胃病。真可谓十人中九个有胃病！正因为太多人有胃病，大家反倒不重视胃了。我们常常会听到这样的话："您也有胃病呀？不要紧，我也有，您看我这么多年不照样好好的。"胃是不是真的"好好的"，你自己说了不算。胃到底有多重要，也不是你以为的那样。已经被胃病缠身或者即将被胃病缠身的你，对自己的胃到底了解多少呢？

脾胃是后天之本

我问过很多人对自己的胃了解多少，大部分人告诉我：胃不就是消化器官嘛！这样的回答固然没错，胃是名副其实的消化器官，可是胃到底在我们的身体中扮演着怎样的角色，它有多重要呢？

在五脏六腑之中，胃能够起到主导作用，所以我常常对身边的朋友和患者这样说："五脏六腑胃为主，你们要把自己的胃照顾好。"从具有数千年历史的中医学角度来讲，脾胃是"后天之本、水谷之海、气血生化之源"，是维持人体正常代谢和生长发育的根本。

脾胃被称为"后天之本"，这是特别有道理的话。

人的相貌、身体素质等取决于父母的基因，并不能由自己控制，这是先天的，是父母给的，改变不了。身体上有"先天不足"怎么办？就是要好好"养"，通过后天的努力来改善。

脾胃为什么被称为"后天之本"呢？因为人出生之后，脱离了母体，人体所需要的营养物质都依靠脾胃来加工处理。脾胃能力强，生命质量就好；反之，生命质量就差。

我接触过很多患者，他们的经济条件都很好，也很注意健康和营养。但奇怪的是，无论他们吃多少有营养的东西，身体机能和精神状态都不理想。例如很多女士，骄傲地宣称自己"吃什么都不胖"，实际上很有可能是她们的脾胃出了问题，导致无法正常地消化和吸收，而这类人往往容易患不同类型的疾病。因为"后天之本"出了问题，营养跟不上，身体的免疫力就会变差。

脾胃是一对孪生兄弟，它们总是步调一致地为我们的身体工作。食物在它们的协同运作下，完成消化和排出的"加工"过程。从中医辨证的角度来看，脾胃以膜相连（脾喜燥恶湿，易生湿；胃喜润恶燥，易生燥），气机一升一降，功能一运一纳，在生理上相辅相成。所以，要想身体好，必须把脾胃养好。

脾胃在五脏六腑中，处于承上启下的中焦位置。有一个形象的比喻，胃就是五脏六腑中的"交通枢纽"，一旦胃出了问题，就相当于"交通枢纽"坏了，身体里的"路"也就不通畅了。中医学讲究"痛则不通，通则不痛"，胃气不通畅，上下不通达，所以人常常会胃痛，在找到"痛"的根源之后，再去"通"，这就是中医讲究的行医原则，让血脉气流、经络贯通。

有的患者来找我看病，见到我就声如洪钟地说："李大夫好，我最近身体有点儿不舒服。"我一听他说话，至少可以判别这个人的脾胃比较健康。为什么我能给出这样的判断呢？因为从对方的声音可以听出他的中气很足。所谓中气就是中焦产生的气，也就是脾胃产生的气。中气足说明这个人脾胃功能不错，能够正常地吸收利用吃进身体的营养，从而源源不断地给身体提供能量。

胃动力是人体力量的根源

我经常这样说："胃在我们每个人身体里的作用，相当于汽车的发动机。"但也有人提出了一点质疑，例如之前有个读者写信和我说："李教授，我们不是经常说心脏是人体的发动机吗？"

其实，心脏在人体中只是一个助推器，是交换推动血液循环的器官，但胃就像发动机一样，是人体力量之根源、健康之基础。我们每天吃各种各样的食物，这些食物要转化为热量被人体所吸收利用，就必须依靠胃这个发动机来消化，这正如汽油不能直接被汽车所用，而需要发动机提供动力一样。

很多朋友都有过自己住院或者亲戚朋友住院的经历，不知道大家注意到没有，并不是所有的病都会引起胃部反应，但是几乎所有的病都与胃有关，这种关系或大或小，但我们医生会在患者住院过程中，特别提醒患者注意保养自己的胃。

比如，产妇生产完，或患者刚做完手术后，医生或护士一定都会提示家属术后前几日应该注意饮食，不能食用油腻食物，而应食用米粥等流食。为什么不能立马进补，还要吃这些"廉价"的食材呢？

从中医的角度来看，有这么一句话说得好，"存得一分胃气，保得一分生命"。意思是，只要把饮食习惯和肠胃功能调整好，便可最大限度地避免手术或治疗的不良反应。在患者休养期间，身体机能整体下降，脾胃功能并不完善，大鱼大肉容易生"火"、生"痰"，这对患者来说，无异于"火上浇油"。

例如，我常常给患者推荐"健康米粥"，这种米粥可不是一般的小米粥，其主料最好是小米、薏米、大枣、山药。因为小米是养胃佳品，而薏米则可以健脾利湿，大枣会益气补血，山药能平补肺脾肾三脏，兼有除湿作用。把这四种食物搭配在一起煮粥，早晚服用，才可起到扶正气、补胃气的作用。值得注意的是，大米性寒凉，不宜做术后汤粥的原料。另外，孕妇在孕期也不能食用薏米，易导致流产。

所以，这些看似"廉价"的食材，帮助我们恢复了胃的动力，调理了人体机能，这是向健康迈出的第一步，也是至关重要的一步。

很多患者在就诊的时候就跟我描述病情："李大夫，我前一天不管吃了什么，第二天早晨都能反映到排便上，消化得很少。"这说明了什么？如果你也有这种情况，那就必须小心了。这种情况的发生主要有两点原因，第一是你的胃动力不足，第二是你没有选对吃的食物。

两三年前，我曾给邻居家的一个小伙子看过脾胃。小伙子刚刚高考完，他奶奶就着急把他拖到我家来，让我给瞧瞧这孩子怎么老是嘟囔胃疼。我在面诊时，发现他十分瘦，一米八的身高，可体重只有五十五千克左右。而且面色萎黄，神采皆无。

　　经过询问才知道，小伙子视肉如命，而且饭量很大。邻居家里肉蛋奶等蛋白质类食物都不缺，按理说营养没问题，可是问题出在长达数年"坚持"不吃早饭，吃饱饭立马打篮球，只吃肉不吃菜，并喜欢夜里进食。发现没有？对胃不好的习惯，他几乎都有。后来通过临床检查发现小伙子有轻微的胃穿孔，经过我们私下交流才知道小伙子还喜欢和小哥们儿喝酒。

　　后来我对这个孩子的膳食进行了调整，并让他的父母对他的生活习惯进行监督，经过一段时间的中医调养，小伙子的胃功能恢复了许多。到第二年再在小区门口见到他时，他的体重已经正常了，整个人也多了几分精气神儿。

　　总而言之，也许有时候并不是所有的病都反映在胃上，但是几乎所有的病都与胃有关。所以说，胃是发动机，更是健康的根基。

胃是食物消化过程中的"大忙人"

　　大家都知道，吃东西的时候嘴巴是最忙的，可是只要食物咽进肚子里，最忙的就是胃了。胃在忙着做什么呢？你一定会回答"消化"。这个答案也对，也不对。怎么讲呢？

　　中医里说胃的作用是"主受纳、腐熟水谷、主通降"，什么意思呢？我们逐个分析。

　　"主受纳"，也就是接纳食物。我们都看过西医解剖学的人体图，知道胃的形状像一个大口袋。事实上，胃在我们身体里的作用也正像个大口袋。我们吃进的一切食物，不管是水、酒，还是五谷杂粮、蔬菜肉类，都得放进这个口袋里。这就是胃的"受纳"。所以，胃有"太仓""水谷之海"之称。

我们这个口袋有非常大的弹性，伸缩自如。空腹的时候，我们的胃大概有拳头那么大。但是咬下第一口食物的时候，胃就开始工作了，为了让我们能吃下足够多的食物，它会自动变大。所以当我们饿了的时候肚子是扁扁的，而吃饱的时候腰围会大涨，那都是胃膨胀的结果。

在"受纳"之后，胃还要"腐熟水谷"，也就是通过胃气把食物磨化、腐熟成容易吸收的糊状，对食物进行粗加工。虽然吸收主要是肠的工作，但胃也会分担一小部分任务。这部分任务虽然不多，却是至关重要，甚至生命攸关的。

如果不小心吃了不干净或者有毒的食物，呕吐出来就好了。显然这是身体的一种自我防御机制，能保护我们免受有害物质的损害。那么是什么让胃分辨出来这些物质是有害的呢？这就要归功于胃液中的胃酸。胃酸不仅可以杀死跟食物一起进入胃部的细菌，还能帮我们把对身体有害的物质剔除出去。

不过，小孩子的胃跟成人的胃是不太一样的，为了生长发育，他们的胃的吸收能力更强，可是分泌的胃液中胃酸又不够多，所以消化能力弱。这一强一弱，决定了小孩子吃东西更要注意，要多吃容易消化的食物。所以，我经常会跟很多带孩子来看病的家长说，少让孩子吃油炸、烧烤之类的食物和快餐，这些东西都不太容易消化。

接下来是"胃主通降"，它的意思是胃在腐熟食物之后，会把食物往下输送到小肠，把主要的消化工作移交出去。要想让胃的通降功能不受阻碍，就需要让胃气保持畅通、下降的趋势，否则就容易患上胃病。

因为胃气做下降的运动，降的是"浊"，所以如果浊气不能降下去，就会出现胃胀、便秘等症状。如果胃气不降反升，就会出现恶心、呕吐、呃逆、嗳气等症状。

正因为胃主"通降"，所以中医总说"脾宜升则健，胃宜降则和"，脾和胃，一个升一个降，这样才能保持身体协调平衡的状态。

我常跟人们说，年轻人别仗着身体好就想什么时候吃什么时候吃，胃是有灵性的，它虽然任劳任怨，可不好好爱惜，也是会损坏的。从你吃第一口东西的时候胃就开始了工作，一直到食物离开胃，平均每顿饭胃要工作三四小时。所以，如果你吃东西太频繁，胃就需要一直辛苦地工作。

可是，长时间不吃东西也不行，为了让你摄入足够的营养，当你饿着肚子的时候，胃每隔一段时间会进行周期性收缩，提醒你该吃东西了。如果你还不吃东西，胃就会向你发出更强烈的信号——疼痛，告诉你该补充能量了。

可以看到，无论你是否吃东西，胃都在尽职尽责地为你服务。缺了它，肠的负担会大大增加，而且脾也会失去一个强有力的搭档。所以，千万不要因为消化食物的工作不是由胃主要负责就小瞧它的作用，一定要足够重视它才行。

营养再充足，胃不好也白费力

在二十多年的接诊经历中，我发现有胃病的患者往往呈现这样一个共性：虽然大部分患者平日饮食搭配都很合理，营养也很丰富，但是他们会出现面色萎黄、常常反酸胀气等情况。简单来看，问题的根源就在患者的胃长期处于"亚健康"的状态，再好的食物都难以消化。

很多人会认为，身体不好、看起来消瘦，得大补。然后买来一堆鸡鸭鱼肉、虾蟹甲鱼，还有各种补品，什么贵吃什么，什么有营养吃什么。有用吗？我不能说没用，只能说作用非常有限。因为胃不好，吃得再好也是白费力。

有一次我接待了一个小患者，是他的父母辗转通过朋友介绍过来的。一见面，当母亲的就着急地说："李教授啊，您可得帮帮忙。您看我们家孩子呀，这瘦得都成豆芽菜了，我们俩没少操心给他搭配饮食，好吃好喝地供应着他，可他怎么还是一副营养不良的样子，是不是学习太累了？"

正处于身体发育期的孩子清瘦一点儿不要紧，可我看着孩子的气色并不好。给他把了脉之后发现，脉象弱、舌苔薄白、气虚，脾胃都很虚弱。

我问小患者的父母："你们平时都给孩子吃什么？"

他们早有准备，递过来一张食谱。我接过来一看，嗬，还真是下了功夫的，虽不至于山珍海味，但鸡鸭鱼肉是每餐都有的，而且荤素搭配，每天吃哪些蔬菜、水果也都写得清清楚楚。

只可惜，有些食物是不适合这个孩子现在的身体状况的。我指着山楂糕问他们："是不是孩子缺乏食欲，所以要给他每天准备山楂糕？"

"是啊，这孩子吃什么都不香。我们就给他吃点儿山楂刺激一下他的食欲。"妈妈一脸焦急地说。

想必你的孩子要是吃饭不香，你也会给他吃点儿山楂什么的。这样对吗？有时候对，有时候不对，得分情况。对于这个孩子就不对。他为什么吃饭不香呢？因为脾胃虚弱。可山楂是利气消积的，只消不补，脾胃虚弱的人不宜多食。

还有食谱上的羊肉萝卜、甲鱼汤、西瓜汁、绿豆粥以及早餐的牛奶等，这些都不适合脾胃虚弱的人食用。因为味厚滋腻的食物容易阻碍胃气运化，而寒凉的食物容易损伤胃气。所以他的父母虽然煞费苦心，这份食谱却是不合格的，因为其中有很多使脾胃虚弱雪上加霜的食物。

我们并不是说这些食物不好，只是再好的食物也要讲究和体质相得益彰。贵的、有营养的，胃不一定喜欢。我们的胃对食物贵不贵可没有概念，它只会喜欢最适合自己的。一天三顿海参鲍翅，胃功能也许会崩溃失调，而清粥素菜却和胃"恩恩爱爱"。

什么样的胃就要搭配什么样的食物。在你胃动力不足，胃功能不全的情况下，就不能强行命令你的胃"带病"工作；当你的胃"精力充沛"的时候，可以让它偶尔"加班"，但不能长期工作。你的食物哪怕是珍馐美味，难得一尝，但是你胃动力不足，那样的美味也与你无缘。我经常和患者这样开玩笑：胃舒不舒服只有你自己知道，就像女孩子冬天穿丝袜和高跟鞋，冷不冷、累不累只有她们自己知道，道理是相通的。

脾胃不好的人，有时候逼着自己吃进去一些补充营养的食物，可是嘴巴好糊弄，胃却不买账。它本身很虚弱，根本干不动重活，那些大鱼大肉和营养品往往又是不好消化的，可不是雪上加霜吗？

相信大家身边都不缺少这样一类人，吃饭和普通人吃得一样多或者比普通人吃得还要多，但就是奇瘦无比，苗条至极。很多人把他们的体质和"喝凉水都胖"的体质做成对立面，但这种人的"瘦"其实是一种典型的病态——"胃亏"。

所有的营养物质都没有通过胃反映到身体的各个器官，仅仅在你身体走了一遍"过场"，真正被有效利用的寥寥无几。如果你身边有这样的朋友，希望你能够提醒他注意调整自己的生活习惯，善待自己的胃，因为短时间不注意，累积起来的"老胃病"几乎要花数十年的时间来调养，甚至调养之后也不能恢复基本的功能。

俗话说，胃病"三分治七分养"，"七分养"应该在"三分治"的基础上进行。我们不能自己想当然地进补，要在医生全面检查确诊后进行系统治疗才行。所以，要想让"吃得好"有用，先要保证胃的功能好，有了这个前提条件，才有可能达到理想化，即"既消化又吸收"的效果。

朝九晚五，胃才能好好工作

如果我们的身体器官不肯好好工作，说到底是因为我们对它们太不尊重了。就像我们每天工作"朝九晚五"的作息一样，我们的身体也有作息表。

人的身体是一个非常奇妙的结构，各个器官之间配合得严丝合缝，不管是在时间还是功能上都是这样。所以任何一个环节的变动，都会引起连锁反应。

根据中医理论，每天分为十二个时辰，每个时辰都由一个脏器起主导作用，这时候它最活跃。过了这个时辰，就由别的脏器当班，它也就渐渐平静下来或者去休息了。

比如，每天晚上的九点到十一点，也就是一天的最后一个时辰——亥时，是免疫系统排毒的时间，这时候不应该过于劳累，而应该让淋巴专心排毒；晚上十一点到次日凌晨一点，也就是子时，一天的开始，是肝脏排毒的时间，人们应该熟睡。

那么胃排毒的时间是什么时候呢？是辰时，也就是早晨七点到九点，这时候胃经最旺。

中医认为，体内有毒就会百病丛生。这时候肠胃会给自身排毒，由于它们非常活跃，所以是调理肠胃功能的好时机。在这个时间段，胃会保持一个非常开放的状态，愉快地接纳你给它的食物并且很好地消化吸收。

这也就意味着，早餐是非常重要的。为什么我们一再强调早餐的重要性呢？西医认为，一日三餐，从早餐中吸收的营养占到50%。原因就在这里。午餐和晚餐吃得再多再好，如果吸收得不充分也是浪费。如果在胃最为活跃的辰时，你能为身体补充足够的养分，那么一天都会神采奕奕。

此外，虽然辰时的胃最为活跃，这时候也最适合养胃，但并不意味着只关注这个时辰就好了。在一天中的其他时辰，它依然是在努力工作的，只是不像辰时那样由它主导而已。

在人类长期进化过程中，我们形成了规律的生物钟。到了每天该进食的时候，胃会自动开始收缩扩张，以提醒我们的身体该进食了。

一般来说，食物在胃中停留的时间是四小时。当然根据个人体质差异，这个时间会相应延长或者缩短，我们这里取的是平均值。那么每隔五六小时进餐会比较适宜，这样既可以让胃有一定的休息时间，又不会让它过于饥饿。

所以古人"饔飧而治"，跟他们"日出而作，日落而息"的作息时间相配合，还是非常适宜养生的。现代人不太可能做得到，但我们也要尽可能地配合身体各器官本身的作息时间，不要让它们过于劳累。

现代人做不到"日出而作，日落而息"，给作息时间打个折扣也就罢了，还常常"逆自然"而动。我身边很多年轻人就是这样，包括还在读中小学的孩子，他们的家长本身也有这样的坏习惯，晚上不睡觉，白天不起床。更严重的是，坚持不吃早餐，却喜欢吃夜宵。

一般来说，晚上八点以后吃东西就算是夜宵了。尤其是进入亥时，胃就需要休息了，直到辰时它才开始"醒来"。如果在胃需要休息的这个时段我们开始大吃特吃，让胃不得不打起精神工作，时间久了，胃一定会累病的。

我们的胃——这个大皮囊虽然很结实，但在它应该工作的时候你没有给它安排合适的工作，添加足够的"燃料"，让"机器空转"，而在它最不应该工作的休息时间，你却强制命令它"加班加点"，长期如此，不出几年，消化系统将会全线崩溃，到时候后悔已经来不及。

所以，对于胃，我们一定要顺应它的活动时间。该吃的时候一定要吃，不该吃的时候就一定不能吃。偶尔出现一些例外不要紧，因为人的身体不是那么死板的，它有一定的灵活性，可以调整自己的生物钟，但再灵活也是有一定范围的，不可以阴阳颠倒。正所谓"道法自然"，逆自然规律而动，会让身体消耗过多精气神，等到年龄大了就会尝到种种苦果。

"胃胀气"的气是从哪儿来的

大家在日常生活中多多少少都会有胃胀气的感觉，比如没有吃东西却撑得慌，或者明明很饿，但是吃了一点儿东西就饱了，而且一个劲儿地反嗝儿。什么是胃胀气？这个"气"是什么东西？吃什么食物会导致胃胀气呢？

我们先来分析胃胀气的原因，总体来说很复杂。一般的胃肠疾病，比如急性胃炎、慢性胃炎、胃下垂、急性胃扩张等都可能会出现胃胀气的症状，甚至消化不良也可以出现胃胀气的情况。

早在《黄帝内经·灵枢·胀论》中对胃胀气就有描述："胃胀者，腹满，胃脘痛，鼻闻焦臭，妨于食，大便难。"费伯雄先生在其所著的《医醇剩义·胀》中有更详细的阐释："胃为水谷之腑，职司出纳。阴寒之气上逆，水谷不能运行，故胀满而胃痛。水谷之气腐于胃中，故鼻闻焦臭，而妨食便难也。"

简单来说，胃是储存食物的场所，负责出入。如果阴寒之气逆势而动、往上运行，那么胃就不能很好地"腐熟水谷"并且"通降"，所以就会有胀满的感觉，并且疼痛。而食物在"腐熟"过程中产生的气体集聚在胃中，味道自然是不太好闻的，就会让鼻子闻到"焦臭"的味道，而且会影响我们的胃口和排便。

很多胃病患者的胃胀气是很规律的：饭后必打嗝儿，而且每次都长达一小时，采用喝水之类的土办法根本没有效果。

其实，打嗝儿主要就是由胃气上逆引起的，用西医的说法是膈肌痉挛。像这种长久、持续、规律的打嗝儿，可以服用一些改善胃动力的药或者采用针灸来治疗。

一般来说，由受寒、饮食或者情绪引起的打嗝儿比较容易治疗；而这种规律胀气的情况是有老胃病，需要平胃驱寒，比较难控制。我的建议往往是针灸太冲穴、涌泉穴和足三里穴，为的是疏肝理气。除了这些穴位，治疗打嗝儿还可以针灸内关、中脘、合谷、攒竹、鸠尾、天突等穴位，要因人而异、因病情而异，不能自己随意针灸。

此外，还有一些不是胃肠疾病引起的胃胀气。比如，有的人在进食时边吃东西边说话，或者狼吞虎咽，还有的人因为工作原因在户外边走路边吃饭，不经意间吃进许多空气，而且吃完饭又坐着不动，让气体闷在肚子里，这些不良的饮食习惯都可能导致胃胀气。

只是我们要注意，偶尔一两次的、暂时的胃胀气没关系，算不上是病。比如，昨天晚上你吃了辛辣刺激的变态辣烤翅，然后又意犹未尽地吃了点儿不好消化的炸鸡翅、薯条，第二天早上起来胃胀气，但是这些气体排出去之后就没有难受的感觉了。那么这种情况不必害怕，需要注意的是不要经常这样做，否则一旦对胃造成实质性的伤害，出现胃病之后，这种难受的胃胀气就会经常伴随你了。

此外，如果饮食中摄入大量容易发酵产气的食物，如豆类、花生米、山芋等，也会产生气体。但这些食物是对身体有益的，不能因此就不吃它们，关键在于要增强自身的消化能力。

现在我们已经知道，胃胀气的"气"主要是胃酸和食物交融产生的一些酸性气体以及不经意间吃进去的空气。健康人偶尔有胃胀气没关系，只要注意饮食习惯就好了。但如果突然开始出现持续的胃胀气，就要多加注意，因为这很可能是胃病的征兆。尤其是随着年龄增长，人的消化能力呈下降趋势，更要关注胃胀气的表现，以便及早治疗。

胃排空太快或太慢都不是好事

我们已经知道，胃的作用是"主受纳、主通降"。简单来说，当胃把"受纳"的东西往下"通降"时，这个过程就叫"胃排空"。一般来说，食物进入胃后5分钟左右就开始排空。至于这个过程什么时候结束，就取决于我们每个人的身体状况以及具体进食的食物。

不同食物的排空速度是不一样的。比如早餐吃的粥和晚餐吃的大鱼大肉，排空速度一定不同。但每种食物都应该有属于自己的排空速度，如果在这个基础上显得过快或者过慢，都需要多加注意。

一般来说，固体食物的排空速度比液体要慢得多，大块的食物排空速度比切碎的、颗粒小的食物要慢得多。这些都很容易理解。糖类排空需要1~2小时，蛋白质类需要2~3小时，脂肪类则需要5~6小时。这也是为什么我们总说大鱼大肉不好消化。只是，我们平时吃的食物总会荤素搭配，有肉有菜，有粥汤有水果，那么对于这种混合性食物，胃需要4~6小时才能完全排空。

所以，如果你一顿饭量正常、热量足够的餐点刚吃完2小时就觉得肚子饿了，需考虑一下自己是不是有点儿胃排空过快。如果你一顿饭能顶一天，就得考虑自己是不是胃排空过慢。

胃排空本身是个过程，不管有没有胃病，我们每次吃东西都会经历这个过程。只是，排空的速度是快还是慢都将直接影响我们的身体健康。

有一年，大一新生刚开学，一个小伙子就来找我了。他年纪轻轻，自己也不记得从什么时候起，吃下东西之后很快就会饿，觉得胃里空了，需要再吃东西。他以为是自己消化能力强，自然饿得比别人快，但时间长了，他发现自己越来越消瘦。他还以为是自己每天消耗的能量多，也很正常，就没当回事儿。

他通常都是晚上吃很多东西，早晨起床会特别饿。但有一天晚上，他和刚认识的同学聚会，没好意思吃太多东西，回家之后累了也没顾上吃夜宵，第二天早上反而没有胃口，而且开始有恶心、胃痛的症状。这时候他觉得情况不太对了，便来就诊了。

他的症状就是典型的胃排空过快，年轻人如果胃火亢盛，就消化特别快，容易饿。年轻人一般都认为消化能力强是身体好的标志。消化能力强固然是好事，但是消化过快就未必是好事了。最直接的后果就是食物摄入过多，营养过剩，容易发胖，时间长了就会导致一系列的问题。而且，胃排空是需要动力的，这会让胃的负担加重。

对于这位患者，我给他配了几服中药进行调理。我还嘱咐他忌食辛辣、忌饮酒，因为这会给胃"火上浇油"；平时饮食要尽量清淡，因为油腻的食物会助湿生热。但针对他的情况，我特别交代他要少吃流质食物，因为液体和小颗粒食物会加速胃排空。

和胃排空过快相比，胃排空过慢更糟糕。因为胃排空过慢，虽然不容易感觉饿，却经常会感觉到自己的上腹部饱胀，那可不是吃饱之后的心满意足，而是一种不舒服的感觉。另外还可能出现恶心呕吐、嗳气的症状，同时伴有口臭、第二天早上嘴里有宿食的酸腐味等，这些都可能与胃排空过慢有关。

跟胃排空过快相反，胃排空过慢的人适合吃半流质的食物。他们除了在需要的时候进行药物调理之外，在日常饮食上还要注意细嚼慢咽，少吃一些高脂肪类食物，这样有助于加快胃排空的速度。而且，固体食物、酸性食物都能够减缓胃排空，所以要少吃。当然，还要尽可能保持心情愉悦，这样才有利于胃排空的速度回到正常。

胃动力从哪里来

我们已经知道，平时我们摄入体内的食物和水分，都要先在胃里储存、停留一段时间。这时候的胃就像一台研磨机一样，把食物磨碎，让它变成食糜，然后移交给小肠。在这个过程中，"磨"是靠什么运转的呢？

刚才我们已经了解了什么是"胃排空"，那么胃又是靠什么把食糜排给小肠的？要知道这绝不仅仅是"水往低处流"那么简单，否则也不会有胃排空过快或者过慢的问题存在了。

"磨"的运转和胃的排空都需要动力，这种动力也就是"胃动力"。所以胃动力其实指的就是胃"腐熟"食物以及排空食物时所用的动力，它直接决定了胃的消化及排空能力。

胃的这种动力来自哪里呢？它来自胃的收缩运动。可胃又是从哪儿来的能量收缩的呢？在解剖学中，胃的运动有紧张性收缩、容受性舒张和蠕动三种。前两种运动是胃平滑肌经常保持的状态。而蠕动才是胃动力的主要来源，它只在进食后才会有，对之后食物的消化吸收非常重要。

这种蠕动是受胃壁上的平滑肌控制的。在胃大弯的上部大约三分之一的地方有一个"起搏点"，这里有一种特殊的细胞，它们每分钟能够产生三次基本电节律，沿胃的纵行肌往幽门的方向传播。胃就在这种刺激下进行有规律的蠕动。在蠕动过程中，胃不断研磨食物，并且把食物输送到十二指肠。

我们注意到，胃的这种动力有个特点，即不管是蠕动的力量还是频率，都是有规律的。如果我们用不健康的生活方式扰乱了这种基本电节律，就会对胃动力产生一定影响，从而对消化功能产生影响。

哪些因素会影响到胃动力？首先是胃分泌功能紊乱。如果胃不能分泌足够的胃酸和消化酶来刺激胃平滑肌的蠕动，就会直接导致胃动力不足。其次是饮食不当。吃过多土豆、红薯、板栗、萝卜等饱腹感很强而且容易产生气体的食物，或者吃得太饱，都会让胃的负担加重。想想看，一个被撑得硕大的胃，蠕动起来是不是就需要更强劲的动力？这种超负荷的运转，会导致胃部蠕动力量不足。最后是不良的生活习惯和精神情绪。比如，吸烟、饮酒都会引起胃动力障碍，而精神的过度紧张和情绪的过于悲伤都会影响到胃电节律，从而让蠕动不规律，胃动力时强时弱，造成胃动力障碍。

一般来说，胃排空过慢的人往往胃动力不足，我们在接诊时遇到的问题也大都是胃动力不足、胃排空过慢。它的危害是显而易见的，胃动力不足会导致胃排空过慢，如果坐视不管，胃会变得越来越"懒"，以至于胃排空速度越来越慢，食物在胃内滞留的时间越来越长，随之而来的就是恶心、腹胀等种种消化不良的症状，甚至会引起胃炎。而胃炎又会进一步影响到胃动力，使它的力量和频率更弱，形成一种恶性循环。

对于胃动力不足的患者，西医会用"吗丁啉"这样的药物来促进胃蠕动，中医往往会采用鸡内金、白豆蔻、山楂、枳实、槟榔、大黄、高良姜等药材来增强胃动力。这里提醒大家，不要自己随便用药。

口臭——说不出口的秘密

一般来说，口气清新或者没有什么味道，我们是不会关注口气这个问题的。只要你开始关注口气，说明它一定不怎么让人愉悦。

说起来，口臭似乎不是什么大毛病，可是在与人交往时，一张嘴就有一股难闻的味道，难免会影响自身形象，甚至会感觉难堪和尴尬。尤其是年轻人，更得关注这个问题。不管你是不是在意自己的形象，口气这个问题都不容忽视。

中医认为，如果人体的五脏六腑都正常活动，就会体质强健、神清气爽、口齿生香。如果有了口臭，有可能是口腔本身的疾病，比如口腔溃疡、牙周炎、牙龈炎等，还有可能是由残留在齿缝间的食物残渣引起的。但在排除了这些因素之后，口臭就表明身体内部可能出现了问题。

《杂病源流犀烛》中说："虚火郁热，蕴于胸胃之间则口臭，或劳心味厚之人亦口臭，或肺为火灼口臭。"这里我们先不谈口味重、肺火引起的口臭，只谈与胃有关的口臭。

说到这个问题，我想起了前些年接诊的一个小姑娘。她是个大学生，长得眉清目秀，性格也很开朗，还是学生会干部，给我留下了很深的印象。但有一个问题一直困扰着她，那就是口臭。这个问题从她上初中开始就有了，但是那时候她没有注意，再加上整天上课、学习，跟人交际也不多，对生活没有太大的影响。可是，上了大学之后，由于经常要和很多人打交道，口气对她的影响很大，以致常常有人当着她的面儿皱眉。尽管大家碍于面子没有直说，但这已经让她非常难受了。她说自己曾经按照牙膏广告所说的那样坚持刷牙，而且一天要刷六七次，但是嘴里还是有股恶臭的味道。所以她总是口香糖和口气清新剂不离身，来见我时还嚼着口香糖。

经过进一步的问询和诊断之后，我发现这个小姑娘长达十多年饮食不规律，还神经衰弱，睡眠质量很差。而且她无辣不欢，初高中住校期间，不喜欢吃食堂的饭菜，常常馒头夹辣椒酱就是一顿饭。

这样一来，原因就很明显了，她长期胃火过盛，脾胃失调，引起了口臭。所以我给她开了降燥气、清胃火的几味中药，并且要求她在日常饮食和起居上努力调整。经过三个多月的调养，小姑娘的口气问题得到了很大程度的改善。

一般来说，很多由胃热、胃火盛引起的胃病都会出现口臭的症状。尤其是体内受到幽门螺杆菌感染的人，几乎都会有口臭。

如果我们的口气不清新，首先要判断有否口腔问题。教大家一个简单的小窍门，你可以自己检测一下：用手捂住鼻子，然后呼气，闻闻是否有臭味。闭上嘴巴用鼻子呼吸，再闻闻是否有臭味。如果只有在用嘴巴呼气时才有臭味，说明很有可能是口腔问题引起的口臭。这时候去认真刷牙或者漱口，如果异味减轻很多，就说明这个口臭主要与口腔卫生有关。

如果用鼻子呼吸也有异味，可以去消化科、脾胃病科等相关科室做呼气试验或者验血，查查幽门螺杆菌。这种细菌是慢性胃炎的主要原因，它会破坏胃黏膜，导致食物在胃里滞留的时间过长，产生腐败不洁的气味，引起口臭。

找到原因之后，我们就可以对症下药了。但我还是要强调一点：如果大家想解决胃火引起的口臭，不要擅自服药。因为每个人的体质不一样，而"清胃火"的中药十分苦寒，服用不当很容易损伤脾胃阳气。所以，别看口臭事小，服药的时候还是要找医生做全面的诊断，然后开方子，这样才会避免出现"口臭未除，脾胃先伤"的情形。

第二章

"老胃病"不是老年人的"特权"

行医多年，我接诊过来自全国各地、数以万计的患者。在我接触的患者当中，无论是有心血管疾病，还是有呼吸道疾病，抑或内分泌失调的人群，都患有不同程度的胃病。这是偶然现象吗？这些人在日常工作和生活中，往往忽略了照料自己的胃，直接或间接地有了"老胃病"。看到越来越多的年轻人加入这一行列，真是让人痛心疾首。那么，"老胃病"是怎么来的呢？该怎么做才能不伤害胃呢？

胃病是吃出来的

"胃病是吃出来的病"，这话说得很有道理。每年的春节假期过后，医院里消化内科总是特别火爆，人满为患。为什么会这样呢？过节把胃吃出问题了。胃病可能由很多原因引起，但最主要的原因还是吃。

好胃靠养

可能有的人会说，我也就吃了那么几天大鱼大肉、辛辣油腻，不至于有什么大问题吧？是，胃没那么娇气。如果是一个健康而充满活力的胃，你折磨它几天不要紧，它最多难受一阵子也就慢慢恢复了。但问题在于，绝大多数成年人的胃，本身已经处在亚健康状态了，多多少少都有些问题。平时偶尔有个小痛小胀，一般人都不会放在心上，胃也任劳任怨地不去计较。可是不刺激它还好，一旦给原本就虚弱的胃以强烈刺激，它就要病倒了。等到这时候再来医院检查，往往情况就比较严重了。

今年春节的时候我接待了一个患者，是位私企老板，春节期间忙着与亲朋好友、生意伙伴联络感情，觥筹交错，再加上整天车马劳顿，也没休息好，结果春节假期还没过完，在一次宴会上推杯换盏之际，他开始觉得胃里难受。一开始还能忍受，之后越来越疼，感觉上腹部像刀割一样地剧烈疼痛，然后开始浑身冒汗。见情形不对，朋友把他送到了医院。检查结果显示，典型的胃穿孔。

像这种患者，在多年的接诊经历中我见得太多了。我们都知道，中国春节总是少不了家庭聚餐和各种饭局。而且餐桌上的肉类、油炸食品，包括年糕之类不好消化的食物数量大大增加，再加上饮食不规律、大量饮酒等，会让胃超负荷工作，造成胃功能紊乱，即使健康的胃也受不了，更何况原本就已经伤痕累累的胃呢。

我相信很多人都有类似的情形，这种长期生活不规律、吃饭饥一顿饱一顿、经常空腹饮酒的饮食习惯，非常容易诱发胃穿孔或者是十二指肠球部溃疡穿孔，后果相当严重。

除此之外，另一种情况也可能会引起胃病，那就是膳食结构不合理。有的人生活很规律，三餐吃得也很均匀，胃照样会难受，主要就是吃的东西不对。

022

很多男士喜欢吃肉，每顿饭都是无肉不欢，这对于胃动力足的人来说倒也没有太大问题。但因为吃肉类容易有饱腹感，所以他们不太摄入主食，而且往往不吃蔬菜，这就容易出问题。

我们知道，食物纤维对肠胃的健康是非常重要的，它们主要存在于水果、蔬菜、豆类以及谷物中。缺乏纤维最直接的反应就是便秘，当然其危害远远不止于此，它还会导致很多肠胃问题。正如广告中所说的那样，益生菌是肠胃的好帮手，它可以调整肠胃中的微生态，让它们保持平衡，确保胃的机能可以正常运行，而益生菌的生长是需要纤维帮忙的。

如果我们长期不吃蔬果谷物，体内长期缺乏膳食纤维，就会使胃里的益生菌数量大大减少，导致胃功能出现各种失调，有害细菌肆无忌惮地生长，也就容易出现胃病。

不管是暴饮暴食还是膳食结构不合理，都属于不良的饮食习惯，这是最伤胃的。容易伤胃的恶劣饮食习惯还包括吃饭太快、睡前进食、爱吃生冷之物、吃饱就坐着等。后面我们会详细讲述"吃"与"胃"之间的纠葛，这里不再赘述。

"大饥不大食"，饥饱有度对胃才好

我们在新闻中有时会看到，从矿井里面解救出来的被困很多天的矿工，往往只能吃一点儿流质食物，而且不能吃太多。这是为什么呢？

民间有句谚语叫"大饥不大食，大渴不大饮"，它出自一本名叫《寿世保元》的古籍："食过量则结积，饮过多则成痰癖。故大渴不大饮，大饥不大食，恐气血失常，卒然不救也。"说的就是这个道理。

在饥饿过度的时候如果大吃一顿，会使气血失常，严重的甚至导致死亡。说起这个问题，我总是会很惆怅地想起大诗人杜甫的死。

杜甫的死因众说纷纭，但《新唐书》中有这样一条记载："大水遽至，涉旬不得食，县令具舟迎之，乃得还。令尝馈牛炙白酒，大醉，一昔卒，年五十九。"

大致意思是，他的船被洪水围困在江上十天，没吃没喝的。正在他快要饿死的时候，当地的某个县令前来解救。不仅把他从洪水中救出来，还给饥肠辘辘的他送来了香喷喷的烤牛肉和白酒。于是杜甫饱餐一顿，大醉，那天晚上就再也没有醒来。

也许说一代诗圣是被撑死的不好听，但也不是没有这个可能。尽管吃东西吃到撑死这种情形不太常见，但暴饮暴食会导致死亡是绝对有可能的。

因为我们每个人每天分泌的消化液是有一定数量的，胃液是1500～2000毫升，胰液是700～2000毫升。而暴饮暴食会给胃肠等器官以强烈的刺激，导致其大量分泌消化液。胃液分泌多了，一般不会对身体有致命的破坏。但胰液分泌过多，会导致胰腺腺泡破裂，出现急性出血性胰腺炎。急性出血性胰腺炎的症状是腹部剧烈疼痛、发热，甚至休克、死亡。

现在我们已经知道了暴饮暴食有多么恐怖。当然，我们大部分人都不会遇到这种极端情形。可出于种种原因，很多人偶尔会有那种饿得想要吞下一头牛的状态，这时候尤其要注意不可吃得太多，否则对胃非常不好。

尤其值得提醒的，也更为常见的情形是，很多人都太听嘴巴的话了。遇到自己不爱吃的东西，宁愿饿着，也一口都不吃；可是遇到自己喜欢吃的东西，又会吃到撑得吃不下为止。这种饮食习惯就是典型的只顾嘴巴不要胃。

胃虽然是有弹性的，可以伸缩自如，但我们也不能总去挑战它。这一顿，你吃得很少，它就是拳头那么大。下一顿，你吃得很多，它就会被撑得像篮球那么大。每顿饭的食量都不固定，胃又不能未卜先知，你说它会不会很累、很惆怅？

尤其是很多女孩子，她们为了身材苗条，想要精确控制自己每顿饭摄入的热量，但难免会有抵制不住诱惑吃多的时候，于是会在下一顿少吃点儿，希望这样可以有效控制摄入的总热量，达到瘦身的目的。事实上，这样更容易胖，而且还伤胃。

要知道，我们人体内激素的分泌情况与饮食、作息活动密切相关。如果饮食不规律，身体会分泌更多胰岛素和肾上腺皮质激素来应对各种状况。而这些激素，恰恰会导致体内脂肪堆积。所以，别看吃得少，照样容易胖。想要减肥的姑娘们，还是别这样徒劳无功地伤害胃了。

我们的胃看似很皮实，实际上是很娇嫩的，需要我们小心呵护。如果总是这样"饥一顿饱一顿"，非常容易诱发胃癌。虽说胃癌这种病在50～70岁的人群中发病率最高，在30岁以下的人群中发病率是极低的。但现在30岁左右的年轻人被诊断出胃癌的数量越来越多，为什么呢？饮食不规律就是一个重要原因，因此我们对这个问题一定要予以足够重视。

冰啤酒、热火锅，口上爽，胃受伤

大家应该都有过这样的经历，冬天往冰冷的暖水壶里倒刚刚烧开的水，有可能出现什么情况？对，暖水壶可能会爆掉。为什么呢？因为急剧的热胀冷缩会对暖水壶的内胆造成致命伤害。

同样的道理，吃东西时一冷一热，也会对胃造成伤害。不管是滚烫的食物还是冰冷的食物，在口腔和食管中，温度都会变得让人体更容易接受。尽管这样，食物到达胃时还是会有明显的温度差异。

如果我们进食时冷热交替，就会对胃黏膜造成强烈刺激，很容易引发胃肠疾病。比如，很多人吃火锅、麻辣烫或者水煮鱼等食物时，喜欢一口热菜一口冰啤酒或者冰酸梅汤，美其名曰"冷热中和"，结果呢？闹肚子算是轻的，重的就得来找我看病了。

一次，有个学生和我说："我哥哥毕业之后出去留学了，在国外读了两年书，养成了喝冰水的习惯。这个习惯是不是不好？可是这也不能怪他，在国外喝口热水真是费劲。他们街头的自来水是可以直接饮用的，那当然是冷水。在餐馆里，你想要喝杯冰水，没问题，几乎任何一家餐馆都可以给你提供。可是想要喝一杯热水，就难了，他们没有喝热水的习惯，自然不会给你准备热水。"

我说："这个习惯并不能说绝对不好。他自己的身体感觉如何呢？"

"他没什么不良感觉啊，反正也习惯了，于是回国之后还保留着这个习惯。可是胃现在开始不舒服了。为什么呢？"

其实原因并不复杂。在国外，他经常吃的是汉堡、三明治、沙拉等常温的食物，吃的牛排不会烫嘴，喝的汤好多时候也是冷的，所以暂时没出什么问题。但回国之后吃麻辣鲜香、滚烫的中餐加冰水，胃就受不了。不管是吃火锅、水煮鱼还是麻辣小龙虾，都喝冰水，肯定会出问题的。

我跟他说："你哥哥的胃不舒服与总喝冰水有关，这样一冷一热地吃东西严重伤胃。"他的神情显示，他对这个理由不完全信服。果然，他提出了异议："人家外国人不都这么吃的吗？人家常年喝冰水，也没见过有什么问题，身体比咱们强壮多了。"

"你说得没错，他们的身体比较强壮"，我停顿了一下接着说，"但问题也在这里，咱们的体质不同啊。几千年遗传下来的体质特征决定了中国人的胃就是喜欢暖，怕凉。别说喝冷水，外国人还不坐月子呢，中国人就不能不坐，你不能这么比较。"

当然这么说不准确，并不是外国人都这样，确切来说是白种人的体质与我们不同，他们的胃可以接受冰水，而很多亚洲国家的人和我们是一样的体质，他们的胃也不喜欢这种一冷一热的进食方式。

新加坡的《联合早报》曾经发过一则新闻，说在新加坡胃病相当普遍，而且其中九成都是胃寒引起的。为什么呢？因为他们的饮食习惯不好，喜欢吃冰凉的食物。他们跟欧美国家的人一样，喜欢一边吃正餐一边喝冰饮料，然后就跟我那个留学生患者一样得胃病了。

如果你也喜欢一边享用热腾腾的食物，一边享受冰冰凉的刺激，那么现在可以对着镜子，伸出舌头来看看，如果你的舌苔白白的，而且有厚厚的一层，那么很可能表示你是胃寒体质，就需要注意别让胃继续受伤了。

除了不要交替食用冷热食物之外，为了养胃，我们最好不要吃过冷或过热的食物。很多人都喜欢吃冰的或热的食物，觉得特别过瘾，可是我们的胃既不喜欢冷也不喜欢热，它喜欢温度适宜的食物，虽然口感没那么舒爽，但是对食管和胃都有好处。孰轻孰重，大家自己掂量。

别把你的胃当成"垃圾桶"

我一向提倡节俭，但涉及自己的身体时却绝不含糊。腐烂变质的食物，坚决不吃，不够新鲜的食物尽量不吃，剩饭剩菜也尽可能不吃。该丢到垃圾桶里的东西，不能因为舍不得就丢给胃，我们的胃不是垃圾桶。

很多人明知道有些东西不该吃或者吃了不好，可是为了不让心里有浪费食物的负罪感，为了获得"这些东西我都吃了，一点儿也没浪费"这种自欺欺人的满足感，把很多本该丢进垃圾桶的食物丢进胃里。这下倒好，心里是获得安宁了，胃却该闹腾了。

在门诊过程中，我遇到过很多因为吃剩饭剩菜出现胃肠道疾病的患者，以老年人居多。前阵子还遇到一位患者，她的症状比较典型。老太太身体一向不错，就是节俭惯了，见不得食物被浪费，因此剩饭剩菜从来舍不得倒掉。不过她也懂得应该把剩饭剩菜加热，所以每次吃剩饭剩菜之前都会仔细加热。有些剩饭剩菜甚至放了好几天，加热了好几遍。孩子们原本是反对她这么做的，后来看她这样吃没什么问题，也就没过多劝阻。

那她是怎么进医院的呢？原来是因为孩子们孝敬她的大螃蟹。老太太知道螃蟹性寒自己不能多吃，于是一餐过后还剩下好多。就跟以往一样，把它们放冰箱里，第二天拿出来加热了接着吃。没想到，吃完没多久就开始腹泻、呕吐，还伴随着头晕、心慌。

虾蟹等水产品本身就容易引起胃肠道疾病,更何况不是新鲜的。冰箱不是万能的,虽然有"保鲜"的功能,但无法保持食物的新鲜度,顶多只能抑制细菌的繁殖。要知道,很多病菌,比如耶尔森菌、李斯特菌在4～6℃的低温下照样可以活跃地繁殖。

所以,不要以为把剩饭剩菜放冰箱里冷藏就万事大吉了,等吃的时候拿出来热热,还和新鲜的一样。那是不可能的,食物最好当天吃完,放久了或者存储不当都会产生有毒物质。比如剩菜,在盐中经过长久浸渍,亚硝酸盐含量会大大增加,而且加热后毒性会更强,吃了对身体能好吗?

一般来说,发现剩饭剩菜变色或者变味后,大部分人都会选择倒掉。需要注意的是,很多食物尽管没有变色或者变味,但营养已经大打折扣了。比如米饭、年糕等淀粉类食物,加热后很难让淀粉恢复到新鲜时人体易吸收的糊化状态,长期食用容易导致消化不良。而且,这类食物很容易被葡萄球菌污染,食用后会导致中毒。

正因为吃剩饭剩菜的害处实在太多,所以我才建议大家宁可偶尔浪费也不要食用它们。最好的方法就是根据家人的食量来做,不要剩饭,也不要剩菜。如果实在吃不完,也不要放置太久,尽量控制在5～6小时。

不要把自己的胃当垃圾桶,除了尽量不吃剩饭剩菜之外,我们还要注意另一种情况:如果食物还剩下一点儿,但自己已经非常饱了,倒掉又怪可惜的,怎么办呢?勉强自己吃掉。于是,就吃到了十二分饱。这样当然也不好。

经常吃得太饱,会导致整个消化系统长期超负荷工作,从而让人肥胖,让胃、肠等器官过早衰老。而胃老了,全身都容易衰老,会出现免疫力下降等各种问题。这就是很多女士结婚之后越来越胖的一个重要原因。每餐都多吃那么一点儿，胃就会变得越来越大，身材也会越来越丰满，但这并不代表她们的身体就越来越健康。

如果你自己或者家里人生性节俭，为了他们的健康考虑，请尽量劝他们改掉吃剩饭剩菜的习惯。如果他们实在不听劝告，后文会谈剩饭剩菜和打包回来的食物怎样吃才比较健康。

别把坏情绪吃进胃里

别以为胃只是一个大口袋，它可敏感着呢。我们内脏器官的活动是由自主神经控制的，而自主神经是由我们大脑的中枢神经控制的。当中枢神经表现出某种情绪时，自主神经也会感受到，并且影响到脏器的活动。由于胃里面的神经细胞数量非常多，所以对情绪的变化就格外敏感。

因此，我常常会和同事说，胃是人的第二大脑，它和情志关系密切。最简单的例子就是，你心情愉快时粗茶淡饭也觉得很香，你心烦意乱时山珍海味都咽不下去。所以，别以为胃感受不到我们的情绪，它可是我们情绪变化的晴雨表呢。

在办公室紧张地忙碌了一天，下班的时候胃不舒服，你以为胃是因为吃盒饭才提出抗议的吗？不仅仅是这样的，还很有可能是你工作压力太大或者心里不痛快的这些紧张、焦虑情绪让你的胃也感受到了，它替你表现出来了。

很多人在肠胃不舒服的时候，都懂得从饮食上找问题，但往往忽略了情绪因素。长期工作压力大，因突发事件出现焦虑、人际关系紧张等，都对胃的功能有影响。

事实上，每时每刻，我们的胃都会受到情绪的影响。当我们气愤、恐惧或者激动、焦虑的时候，胃会因为刺激分泌更多胃液，让胃酸过多，出现灼热等不舒服的症状。但当我们悲伤、抑郁或者失望的时候，胃分泌的胃液则会减少，让胃酸不足，导致胃蠕动速度减缓，胃动力不足。

当然，并不是说你今天很生气，明天你就有胃病了。情绪波动是会引起胃的变化，但等你心情平静了，胃也就恢复正常了。可是，过分强烈的不良情绪或者持续时间过长的坏情绪都会引发胃病。

我在多年的临床经验中发现，如果追溯病史，大约有七成胃病患者的发病都跟情绪有关。很多功能性胃病患者，都长期有压力或者情绪问题。尤其是嫉妒、焦虑、压抑、抑郁、愤怒等情绪，对身体的影响格外强烈。

很多人伤心的时候喜欢大吃大喝，希望用食物来抚慰内心，让口腹的满足来弥补情绪上受到的打击。我遇到过不少因为失恋暴饮暴食的女孩子，她们狂吃甜食，结果除了体重增加不少之外，还出现了胃溃疡甚至胃出血等症状。我给她们用了四逆散、柴胡疏肝汤等方剂进行调理。心伤难医，胃伤也一样难治。

当我们觉得心情不好时，可以通过食物来抚慰心情，但一定要注意方式方法，并选择胃喜欢的食物。比如，香蕉、牛奶都有助于人舒缓情绪，巧克力可以让人情绪安定，辣椒、南瓜能让人心情愉快。此外，还可以来一杯热饮、一份甜点或者含纤维素较多的食物，它们有助于舒缓负面情绪带来的压力，也会给胃带来温暖。

只是要注意，心情不好时吃东西一定要努力把注意力放在食物上，而不是自己的情绪上。你别不相信，带着情绪吃东西，会把情绪也吃进肚子里的。即便不能在进食时保持愉悦的心情，也至少不要气鼓鼓的；否则，食物虽然抚慰了心，但同时伤害了胃，真是得不偿失。

酒肉穿肠过，酒精把胃伤

喝酒伤胃算是妇孺皆知的事，可因为过量饮酒喝出胃出血的患者，我这些年也见过不少，有的甚至严重到被医院下了病危通知书。那么，酒真的一点儿都不能喝吗？喝酒为什么会对胃不好呢？

早在1833年，一位名叫毕澳门托的美国外科医生在观察一名由枪伤造成胃部受伤的患者时就发现，这位患者因为长期酗酒，胃黏膜上面有一块块的充血性片状红斑，还伴有糜烂以及炎性渗出。他的胃已经伤痕累累，惨不忍睹。

为什么酒精会对胃黏膜造成这么大的伤害呢？酒精在进入胃，与胃黏膜接触的过程中，会导致胃黏膜表层的上皮细胞坏死、脱落。细胞的再生能力很强，坏死一部分没关系，但坏死过多，胃就有可能出现胃黏膜糜烂或胃溃疡。

其实，喝酒太多，最受伤的是肝。我们常说的醉酒，是酒精中毒的表现。而对胃来说，如果你某一次喝了特别多的酒，出现急性胃炎的症状，这个是比较好治疗的。但是恢复之后你仍然不重视，继续长期大量饮酒，就会引起严重的慢性胃炎，而且很难痊愈。

喝多了为什么会吐呢？不是因为你喝太饱胃盛不下了，而是胃黏膜受损伤不能正常工作了。这是身体的一种自我保护机制，当酒精和食物一起被吐出来之后，对胃的伤害就会减少了。所以一旦喝到吐，就必须听从身体的抗议，千万不要再喝了。

不过，酒也不是一点儿都不能喝。虽说酒号称"穿肠毒药"，但酒毕竟不是毒药，稍微喝一点儿低度酒未必会伤胃。葡萄酒一般只有十几度，还有抗氧化、抗衰老的作用，少喝点儿也无妨。但"少喝"是多少，很多人都把握不好，现在我来提供一个标准。

我们都知道，酒精的度数是指酒里面乙醇的含量，用百分比来表示。比如，北京啤酒中乙醇的含量是5.4%，它的度数也就是5.4度。一般白酒的度数在38~60度。

根据流行病学研究的结果，如果我们每天摄入的乙醇量不超过24克，对身体的伤害就比较轻微。24克乙醇是什么概念？你喝的如果是40度的白酒，也就是60毫升左右；如果是啤酒，大约也就500毫升。如果是果酒，大约是200毫升。

因此，把握饮用量、掌握对胃伤害小的饮酒技巧就显得非常重要。比如，尽量不要空腹饮酒，最好先吃一点儿不容易消化的脂肪类食物，它们可以保护胃黏膜少受酒精伤害。而且，这些食物延长了胃吸收酒精的时间，所以不容易让人醉。

喝酒要尽量慢，因为你喝得越快，胃里面的酒精浓度升高得也越快，迅速出现的强烈刺激很容易让胃黏膜受伤害。喝得慢一点儿，胃才可以有一个吸收的过程。

还有人喜欢把酒和可乐等碳酸饮料兑在一起喝，这种做法并不健康。因为这些饮料中的碳酸成分会让身体吸收酒精的速度加快。

除此之外，还有很多保护胃的小措施，比如饮酒后喝点儿姜丝鱼汤养胃、吃些水果加速乙醇代谢等，具体还需要根据自己的身体状况来选择。但无论如何，为了自己的身体健康，酒还是少喝点儿、慢点儿喝比较好。

减肥也会减出胃病

骨感美已经流行很多年了，估计都市里的中青年女性没有哪个敢说自己没有减肥或者试图减肥的经历。不仅仅是女性，随着肥胖人群数量的激增，减肥的男人也越来越多了。保持自己的身材适中本身无可厚非，但为了追求身材伤了身体就有点舍本逐末了。

虽然有人通过运动减肥，有人通过节食减肥，有人通过吃药减肥，有人通过针灸减肥……但减肥说到底有两条根本途径：一是少摄入，二是多消耗。只有这两者结合起来，才能效果明显。

首先是少摄入，绝大部分人减肥都会选择这条途径——少吃点儿，把自己饿瘦了。可是所谓"肚子饿了"，其实就是胃空了。肚子饿了会咕咕叫，也是胃在发出声响。饿得肚子痛，其实也是胃痛。显而易见，如果你减肥总是饿肚子，直接受伤的是胃。

不按时吃饭、饥一顿饱一顿、进食量过少都是减肥过程中不正确的做法，它们都非常容易造成胃功能紊乱。

也许是明白这样减肥对胃不好，也许是不想忍受饿肚子的痛苦，也许是现在科学发达了，人们为了减肥使用了很多新花样。比如把胃切除一部分，这样胃的容积就小了；比如给胃束上一条带子，不让它舒张得过大。这样做真的好吗？当然不，这是拿命在换美。

有一位名叫哈华斯的英国女子，23岁时体重高达178千克。为了减肥，她做了个手术，把一种医学软组织植入体内，用以束住胃部，不让她吃进去太多食物。两年过去了，她的体重减了一半，看起来成效显著。

但这时候出问题了，她经常感到吞咽食物很困难，而且一吃东西就想呕吐。体重倒是在继续下降，但她越来越难受，胸口开始有针扎般的疼痛。直到有一天她疼得躺在地板上哭泣时，才被送到医院抢救。

X线检查结果显示，她的胃部有一个诡异的气囊，没有人知道那是什么，医生决定为做她手术。这时候她的生命体征已经非常微弱，她濒临死亡。打开她的腹部后，医生们惊讶地发现她的胃已经消失了，胸腔内只剩下一些胃的残片，就像爆炸了的气球。

医生们拼尽全力抢救她，努力把那些胃的残片拼了起来。尽管极其痛苦、极其危险，但幸运的是，这个年轻的女孩儿活了下来。

可是，你认为她的胃还能健健康康地为她服务一生吗？为了减肥连命都可以不要，可是失去了健康，再苗条又有什么用？还有可能美丽吗？

老实说，减肥这件事不是不可以做，对于过度肥胖人士我们会建议他们减肥。但做任何事情都要讲究方法，减肥也一样。

事实上，想要少摄入，不需要勒紧裤腰带不吃东西，只需要多吃一些体积大、热量低、易消化的食物就可以。比如魔芋、大部分绿色蔬菜、粥、汤等，这样既满足了胃，也没有吸收太多热量。但是，这并不意味着你可以三餐都只吃这些东西。

我的患者里有不少年轻女孩儿在节食减肥的时候，都会采用香蕉减肥法、苹果减肥法，就是一日三餐除了香蕉或苹果，别的什么食物都不吃。特别有毅力的，能坚持一个月。当然，坚持了一个月的差不多也都需要来看医生了。

长期空腹吃水果，会影响胃酸的分泌。如果你本身就脾胃虚寒或消化功能不良，这样会加重病情，导致胃功能紊乱，还容易出现厌食症。那种不吃食物也会有的饱胀感是病态的，长此以往会给身体带来极大的损害。

还有人喜欢吃完饭马上就运动，想要迅速把热量消耗掉，避免脂肪堆积。这样做也不好，会导致胃供血不足，时间长了容易消化不良，所以我们常说饭后不要剧烈运动，不过散散步还是可以的。

总而言之，所有为了健康和美丽而想要减肥的人，在减前都要先问问自己的胃，再制订减肥方案，别让自己的胃和身体无端受伤害。

是药三分毒，长期服药胃也愁

如果是能靠饮食调养的疾病，我一般都不会主张大家服用药物。大家都听过一句话"是药三分毒"，我们所服用的药物是一把双刃剑，虽然能有针对性地治疗一些疾病，但同时也会给肝脏和胃肠带来新问题。尤其是长期服药，更容易伤及肝脾，引发胃肠功能障碍。

我治疗过一个胃溃疡患者，病情比较严重，还有出血的症状。他已经快60岁了，老胃病也不是一天两天了，实在熬不下去才来的医院。

他非常想不明白的是，因为自己胃不好，所以一直特别注意，既不吃辛辣刺激的食物，也不吃冰冷的食物，平时还很注意给胃保暖，喝粥、汤养胃。为什么这样注意保养，结果还胃出血了呢？

经过详细询问才得知，原来他有类风湿性关节炎，长期服用阿司匹林解热镇痛。原因就在这里了，长期服用阿司匹林的确会引起胃溃疡、胃出血。临床上，我们称这种胃病为药源性胃病，有一两成的患者胃病是吃药吃出来的，主要是患有心脑血管疾病的中老年人。

有一位70多岁的老太太，她本身有胃病，但病情一直很稳定。因为感冒发热，她自己从家庭常备药箱里找了些止咳、消炎、退热药吃了。结果感冒还没好，胃病就犯了，不停地反酸，只好又来找我瞧胃病。

这位老太太胃病之所以会复发，正是因为感冒药中的解热镇痛成分。其实健康人偶尔吃一些这种药物，尽管也会伤身，但影响不大，身体完全可以承受。但本身就有胃病，尤其是有老胃病的人，在服用这些药物时就特别容易伤胃。

因为除了肠溶片，我们吃下去的所有药物都要和胃壁亲密接触。而不管是西药还是中药，对胃黏膜都会有刺激，只是轻重程度不同。健康人的胃黏膜受点儿刺激还好，如果是本身就处于亚健康状态的胃，那么这种刺激会干扰、中止胃黏膜的自我修复过程。如果这种状况一直持续下去，胃怎能不伤痕累累？

除了我们前面提到的阿司匹林等解热镇痛类药物之外，本身有胃病，尤其是有胃溃疡的朋友们，还要格外注意以下几类药物：消炎止痛药、抗生素、糖皮质激素、抗肿瘤药、降压药、利尿药、西咪替丁等。如果需要长期服用它们，一定要密切关注胃的健康状况。

1999年7月，国家食品药品监管局曾对镇痛药相关情况进行过市场调查，结果显示：在服用镇痛药后，有40%的人会出现恶心、呕吐、消化不良等症状；有20%～30%的人会出现胃炎、黏膜损伤；还有0.5%的人会严重到出现胃穿孔。可见，有60%～70%的人对这些药物的刺激有相当大的反应。

可是话又说回来，即便知道长期服用这些药物会伤胃，我们也不能让风湿病患者停用镇痛类药物，只能同时采取措施给胃一些保护，比如可以饭后或者随餐服用药物，食物的保护会阻断药物直接接触胃黏膜，减少对胃的刺激。

如果本身胃病就比较严重，则可以在医生的指导下，服用一些保护胃黏膜的药物。另外，还可以考虑将药物换为同类型不会刺激胃的肠溶性药物，比如把阿司匹林换成阿司匹林肠溶片等。

最后，大家在服药时要养成好习惯，用大量温开水送服药物，否则对胃的刺激更大。而且服药时最好保持站立姿势，尽量不要服完药马上躺下，这样可以让药尽快顺利到达胃部，避免造成食管损伤。

心理压力大，胃就会变差

之前我们已经谈过，心情不好会伤胃，因为胃对情绪变化非常敏感。压力大了同样也会伤胃，不仅仅因为伴随着巨大压力或是长久压力的各种不良情绪，还因为紧张的精神。

在门诊中，我们给一些患者做过检查之后发现，他们的胃和肠都没有器质性病变，可还是会出现胃胀、便秘、胃口差等种种消化系统疾病。而且除了这些症状之外，全身其他地方并没有不适。

既然身体健康，我就会从心理上找原因。首先问他们的职业，然后问他们的睡眠质量，最后问他们最近的情绪。通常问完这些问题，就能找到原因。而且原因竟都一致——工作与生活压力过大。

我太太有一阵子不停地反胃，做了各种检查都显示正常。我告诉她，这种不舒服是心理性的，主要是因为公司要裁员、儿子要升学而担忧过度。我让她尽量调整心情，多进行体育锻炼。在出现反胃症状时，可以打开水龙头，让温水缓缓流过手指，以缓解不适。

在我遇到过的精神压力引起胃部不适的患者中，有人是因为公司发展不顺利，有人是因为夫妻关系紧张，有人是因为要参加某次重要考试或者评选，有人是因为子女不听话操心，总之各有各的理由，其共同点就是有心事，精神持续高度紧张。

用中医理论来解释，心中有所郁结，往往体现在肝气上，肝气郁结就容易转化为肝火，而肝火非常容易转化为胃火，从而导致胃功能失调。用西医理论来解释，那就是精神压力导致内脏出现自主神经功能紊乱。

经过对这些病例的诊断，我也发现了另外一个值得注意的现象，比如出租车司机、中学教师、警察、记者、销售人员等是胃病的高发职业。这些职业的普遍特点是饮食不规律，而且工作压力大、精神持续紧张。前些年此类患者以女性居多，现在呈现出男性增多的趋向，尤其是中年男性。

近些年，每逢中、高考之前，就会有不少学生前来就诊。他们的主要症状就是腹泻，由于适逢夏季，父母总以为他们是吃坏东西了。但事实是，他们因为考试压力太大，所以出现了"肠易激综合征"，主要表现为腹泻。

我们都知道饮食不规律伤胃，可你知道环境变化带来的负面影响更加伤胃吗？很多女孩子在环境变化和压力过大时会出现月经不调的症状，那是因为内分泌系统出了问题。其实胃也一样，对于经常变动的环境、旷日持久的压力，胃部都会有所感觉，但它未必能那么快表现出来。等它表示抗议的时候，其实已经受伤很久了。

虽说有压力才有动力，而且生活中我们谁也不可能完全没有压力，但压力太大毕竟不是好事，我们要想办法及早缓解压力，不要让压力影响到内分泌系统，给身体带来不可逆转的伤害。

寝食难安，胃也难安

我们形容一个人为某件事情担忧时，往往会用"寝食难安"。事实上，"吃"与"睡"的表现总是一致的。心情不好会影响胃口，也会影响睡眠。而吃不好也会影响胃和睡眠。同样，睡不好又会影响到吃、影响到胃，所以有句俗语"睡眠太少，胃病来找"。

我们的胃除了能分泌胃酸和胃蛋白酶原之外，还可以分泌一种三叶因子家族（TFF）蛋白，它是一种果冻样的黏液，能够在胃黏膜上形成一层保护膜。别看这种蛋白长得像果冻，它可结实着呢。形成的这层保护膜像是为胃黏膜穿上了一层皮衣，保护它不被吃进去的坚硬或者尖锐的东西划伤。

而且，这种TFF蛋白是弱碱性的。我们都知道胃酸的主要成分是盐酸，这是一种强酸性物质。那么，为什么我们的胃黏膜整天泡在强酸里却不会被腐蚀？这就多亏了TFF蛋白，它能够中和胃酸，防止胃酸腐蚀胃黏膜。同时，它还能防止胃蛋白酶原把胃黏膜给消化掉。正因为它的存在，我们的胃才能安然无恙。

可是，这种宝贵的TFF蛋白的分泌也是有规律的。它在白天分泌得很少，晚上才会分泌得比较多。尤其是当我们进入夜间熟睡状态之后，它的分泌会非常活跃。科学家们测量的结果显示：我们每天在夜间熟睡时分泌的TFF蛋白量，是白天一整天分泌量的20～30倍。

虽然人体会根据自身的生物钟调整内分泌状态，但毕竟是有限度的。如果我们经常熬夜，夜间睡眠时间过少，那么胃部就不能分泌足够量的TFF蛋白来进行自我保护和修复，从而更容易出现各种胃肠疾病。

很多年轻人认为自己身体强壮，晚上熬个夜不算什么，白天再睡回来就是了。这样行吗？这就和你今天饿了一天肚子，明天吃再多也补不回来是一个道理。白天和晚上的身体状态是不同的，尽管同样是睡眠，但不同时间身体各脏器的内分泌状况不同。所以，不要以为每天睡眠时间加起来足够就可以，一定要重视夜间睡眠，而且要努力保证夜间睡眠的质量；否则，时间久了，胃病可能就找上门来了。

从某种意义上说，睡眠是最好的养生。所以，失眠往往和衰老、疾病如影随形。一些老年人可能会说，人老了就觉少，睡不着觉是很正常的。老年人确实不像年轻人有较长时间的睡眠需求，但认为老年人就应该睡得少是一个普遍的误解。很多有睡眠障碍的老年人在这一认知的误导下，对自身存在的睡眠问题浑然不觉。

很多老年人之所以睡不好，是因为本身胃肠功能就很弱。而中医有种说法是"胃不合则卧不安"，睡眠质量和胃部健康是相互影响的，可以形成良性循环或者恶性循环。正因为胃不好才睡不好觉，而睡不好觉反过来又会加重胃部疾病。

怎么办呢？我们必须打破这种恶性循环，调理胃肠，改善睡眠。记住，无论我们处在哪个年龄段，都一定要重视睡眠质量。

胃不舒服非小事，可能是胃病的信号

感觉胃不舒服的时候，你是会"大惊小怪"地马上去医院，自己吃药缓解症状了事，还是"听之任之"？

正所谓"十人九胃病"，我们觉得胃有点儿小问题是再正常不过的事，于是备点儿吗丁啉、斯达舒之类的药物，就认为万事大吉了。毫无疑问，这种做法存在很大的安全隐患，这就是为什么有那么多人的胃病从急性转到慢性、从新胃病逐渐变成老胃病。

很多人觉得胃有点儿疼、消化不良根本不是什么大事，忍一忍就过去了。可是你知道胃癌也会有这些症状吗？我不想吓唬大家，但事实的确如此。临床统计结果显示：八成以上的胃癌患者都有胃部疼痛的表现。而且，有1/3的胃癌患者会出现腹胀、食欲缺乏、消化不良的症状；有1/5的胃癌患者会有恶心、呕吐、反酸、灼热的症状；另外，还有1/3的胃癌患者只是消瘦、感觉疲倦，甚至胃部不会表现出明显的不适。

当然，我不是说只要胃不舒服就有可能是胃癌，只是想要强调，别认为某些症状过于常见就不重视。健康人患有胃炎、溃疡甚至胃癌都可能会出现胃不舒服的情况，而不做检查就无法判断自己胃不舒服的原因。

在门诊中，我见过不少胃癌患者，他们往往都对胃部不适严重忽视，等到身体难受得受不了才去医院。这时候检查出来的胃癌，常常都已是中晚期，很难治疗了。每每遇到错过最佳治疗时机的患者，我都会感到无限惋惜。如果我们能对自己身体的疼痛再敏感一些，就可以避免很多悲剧发生。

我遇见过最年轻的胃癌患者只有23岁。一般来说，极少有人这么年轻就患上胃癌。但不可否认，现在恶性胃肠疾病的发病人群正在呈现年轻化趋势。

我的这个年轻患者是建筑工人，他老家在农村，从小家境贫寒，父亲早逝，母亲体弱多病。懂事的他早早就辍学出门打工补贴家用，供养妹妹读书。没有学历的他找不到什么轻松的工作，所幸还有一身力气，就去建筑工地干活了。虽然才二十多岁，但已经有七八年的工作经验了。

他是被工友送到医院的，因为当时他已经胃疼得满头大汗，走不了路了。检查结果显示是胃癌晚期。我告诉他必须马上住院做手术，而且手术后一定要好好调养，不能太累了。问完手术费用，他二话没说就告辞了，之后再也没有来过。

现在想起他，我还是觉得非常心痛，不知道身为家里顶梁柱的他怎样了。

老实说，晚期胃癌患者即便手术成功，也很少有能再活10年的，能再活5年的也是少数。如果他在刚开始觉得不舒服的时候就来看医生，能在胃癌出现的早期及时治疗，那么治愈的可能性还是非常大的。

讲这么沉重的话题，绝非危言耸听，只是想一再强调，在身体健康方面，多小的事都是大事，千万不要讳疾忌医，把小病小痛不当回事。

如果你正是一个对脾胃不和、食欲缺乏等出现在自己身上的症状已经司空见惯的人，从现在开始就要重视起来，那些胃痛并不是偶然的。如果胃痛、胃胀、胃酸等现象在一个月之内出现不超过两次，一般没什么问题。但如果每周都会不舒服甚至每周都会数次发作，就必须尽快去医院检查。

胃是娇脏，寒、热都不可忽视

要说胃是个娇气的器官吧，它整天泡在盐酸里都没事，结实着呢。可要说胃脏结实吧，它又显得很脆弱，热了、冷了都容易闹情绪。不管是胃寒还是胃热，都有疾病隐患。那什么是胃寒、胃热，你有没有被它们所困扰？

我们先来讲胃热。胃热其实就是胃火过大。怎么判断自己是否胃火大呢？多留意日常生活细节就可以。如果你经常出现下面这些症状，基本上就属于胃热：胃部有灼热的疼痛感，常常感觉腹胀，有口干口臭现象，牙龈常肿痛，容易出现情绪烦躁，面部常赤红，大便稀烂或者便秘等。

同样是胃热，因为胃火亢盛的程度不同、阶段不同，身体也会表现出不同的症状。比如，胃火轻微旺盛的人，会表现得食欲非常好，似乎总是吃不饱；等发展到胃火过旺，出现炎症时，患者反倒什么都不想吃了。

而且胃热也分两种：一种是实热，主要表现为胃部不适、口干、口苦、大便干硬等；另一种是虚热，主要表现为腹胀、胃口差、舌红少苔、便秘等。我们需要根据自己的具体情况选择调理方案。

一般来说，对于胃热的人，我们会建议少吃油炸和生硬的东西，因为容易上火。比如，口味厚重的食物要少吃，甜腻的食物也要少吃。要多吃绿色蔬菜和时令水果，多补充维生素。必要的时候，还可以用莲子心、麦冬、灯芯草等中药泻胃火。

如果你时间充足，可以采用食疗的方法，多喝绿豆粥、鲜萝卜汁、冰糖炖梨汤，多吃西瓜、甘蔗、白萝卜等，都有利于清胃火。

总而言之，胃热的人，适宜多吃寒凉的食物，比如兔肉、小米、小麦、豆腐、绿豆、绿豆芽、苦瓜、冬瓜、黄瓜、苋菜、白菜、芹菜、莜麦菜、茭白、西瓜、香蕉、枇杷、梨、桃子等，它们都有助于清泻胃火。

胃热的人要少吃那些性温热的食物，比如狗肉、羊肉、鸡肉、河虾、海虾、鲢鱼、草鱼、核桃仁、龙眼肉、荔枝、芥菜、红糖、大枣等。辛辣性热的食物也要少吃，比如辣椒、韭菜、茴香、肉桂、干姜、生姜、花椒、胡椒、小茴香、大蒜、白蔻等。

接下来说胃寒。如果你平时比较怕冷、嘴巴无味、不喜欢喝水、胃口不好、容易疲倦乏力、冬天四肢冰凉，就是脾胃虚寒。日常生活中，很多女孩子都有胃寒的症状。临床上我们见到的患者中，胃寒导致胃病的比例的确更高一些，占到了六七成。

和胃热一样，胃寒也分为虚实两种。虚寒大都是因为自身本来就阳气虚衰，而实寒大都是因为遭受外部的寒邪入侵，伤及了胃气。显然，前者要结合全身其他脏器情况综合考虑，且需要调理的时间更长。

胃寒很多时候是人体本就阳气虚弱，然后又腹部受凉或吃了过多生冷的食物，久而久之造成的。加上生活压力大、精神紧张，再偶感寒邪，就导致阴寒之气凝滞在胃部，从而形成胃病。

对于胃寒的人，我们建议调理时多注重暖胃。适宜多吃和少吃的食物，正好跟胃热的人相反。比如，胃热的人不宜多吃羊肉、狗肉，而胃寒的人则可以多喝温补暖胃的羊肉当归汤，做饭多放一些胡椒、生姜等。

以上我们只是简单区分了胃寒、胃热，实际情况远远没有这么界限分明，而是要复杂得多。比如，临床上我们见到很多本身脾胃虚寒的人，由于饮食和作息习惯等，在虚寒之中还夹杂着湿热与湿滞，这时候就不能单纯地按胃寒来对待。所以，虽然我们可以大致判断自己的胃是偏寒还是偏热，但建议不要擅自用药，尽量在医生的指导下进行调理。

"未病"到"胃病"，只有一线之隔

现在，胃一点儿问题都没有的人还真不多。不管是出于工作压力还是生活习惯，很多人随着年龄的增长，胃多多少少都会有点儿病痛。都说"胃病难治，容易反复"，胃病真的有那么难治吗？它难治在哪里？它是怎样一步一步发展为"老胃病"的呢？

所谓"老胃病"，其实就是发作时间很长、一直治不好的胃病。大家可能都有经验，胃不舒服的时候，一般自己找点儿药吃完就好了。你瞧，胃病不是挺好治的嘛！可惜，这是治标不治本，只能暂时缓解，并不能祛除病根。

胃病之所以难治，主要是因为大部分患者对轻微的胃部不适不重视。当然，由于每个人的体质不同，对病痛的敏感程度也不一样。所以对于平时的小胃病，有的人一感觉到不舒服就马上服药，有的人却满不在乎。

这两种情况都有可能出问题，后者容易延误病情，等到很不舒服的时候，小胃病已经发展成大胃病、老胃病了。

至于前者，我们似乎总是有忙不完的事情，去医院看病需要排队挂号、化验，往往得花上一整天甚至更长时间。于是很多人抱着反正胃病也很常见，自己诊断一下服用点儿药就好了的想法，选择自己服用中成药进行治疗。

也许的确有自己服用中成药把胃病治好的，但来我这里看病的，几乎都是服用中成药没有太大成效的。为什么中成药对他们不管用呢？因为他们只根据症状简单判断，并不了解自己身体的实际状况，没有找到病根，自然不容易见效。

胃病的种类本身就比较复杂，很多人都知道，只要出现胃痛、胃胀、胃灼热、反酸、打嗝等不太舒服的症状，多半是患有胃病了。可是到底是哪种类型的胃病，是胃炎还是胃溃疡，是急性胃炎还是慢性胃炎，是浅表性胃炎、萎缩性胃炎、老年性胃炎，还是胆汁反流性胃炎、胃窦炎、糜烂性胃炎、十二指肠溃疡……患者所具备的知识不足以判断出自己具体得的是哪种胃病，所以容易选错药。

即便我们自己诊断正确了，但该选择哪些药物也是很难的。现在市面上用于治疗胃病的西药和中成药，至少也有上百种。大家如不能结合自身实际情况，只是听信别人的经验和广告，或者看说明书选药，也容易出问题。

再进一步，即便我们自诊准确，也选对了药物，还有一个问题，就是治疗不彻底。胃病虽然容易发作，但一般不致命，大部分人都能正常工作生活，所以导致他们在思想上对它不够重视。他们认为反正不舒服的时候服药就可以了，下次不舒服继续服药，就这样让胃病一步步发展成了老胃病。

所以，我建议大家掌握一些关于胃病的基本知识，自己在饮食和用药上多加注意，但不建议大家自行诊断用药，最好去找专科医生诊断。

虽说胃病是常见病，但正所谓术业有专攻，专科医生毕竟在某个领域经验更加丰富、研究更加深入，看问题也更为透彻。所以，我们在不清楚自己胃病的复杂情况下，还是找专科医生更加放心。

即便找到专科医生开了方子，胃病就一定能治好吗？未必。最大的原因不是医生医术不够高明没有对症下药，而是患者不配合。尤其是慢性胃病患者，他们的依从性都很差，想要改变他们的生活习惯实在是太难了。

比如对于很多患者，我们明确嘱咐在服药期间要忌食辛辣，不要饮酒，可是他们根本做不到。要么是因为工作不得不喝酒，要么是因为嘴馋禁不起诱惑，总之就是不配合。这导致他们的胃病总是反反复复，时好时坏，从而发展成了老胃病。

总之，从"未病"到"老胃病"的距离，真的没有你想象得那么远。不管你的胃现在是否完全健康，也不管你是否是老胃病患者，都要对自己的胃、对胃病、对如何养胃有更多了解，这样才能给胃更多的呵护，帮自身消除胃部健康隐患。

第三章

胃病是种"系列"病

作为人体最重要、最忙碌的器官之一，胃很娇气，同时也很结实。如果我们对它照顾不周，稍有不慎它就会闹情绪，但它也会忍受我们长年累月的虐待，带病坚持工作。那么常见的胃病有哪些，它们分别都有哪些症状？要知道，"胃病"实际上是许多病的统称，它们有相似的症状，但却是不同的病症。所以不管是治疗还是预防胃病，我们都要仔细辨别，才能有针对性地采取措施。

莫要讳疾忌医，胃检其实不可怕

提起胃检，很多人都直皱眉头，因为听说很难受。有一次，我让一年轻女孩做胃镜时，她直接告诉我："医生，您就不能给我把把脉诊断一下？听说做胃镜特恐怖。"我哭笑不得地说："看来你是没被胃病折磨到一定程度，有很多患者觉得做胃镜是一种解脱。"

是的，对于很多饱受胃病折磨的患者来说，做胃镜真的是一种解脱，毕竟只有做了胃镜才能知道胃病的确切原因。进行准确诊断，是治疗疾病的第一步。

也有人会问我："李教授，您在胃病方面经验丰富，可以用中医方法诊断，为什么一定要让我们做胃检呢？"我是可以根据自己的医术和经验进行判断，结果也会八九不离十，但一般对于比较严重的胃病患者，通过中医的望闻问切结合西医的B超、胃镜等检查，诊断结果会更准确。

这里需要澄清一个误会，很多人恐惧的是胃镜，但胃检不等于胃镜，它包括胃镜、B超、钡餐、胃液生化分析、幽门螺杆菌检测等多项内容。不是所有患者都需要做全面检查，有经验的、负责任的医生会根据患者的病情要求做相应的检查。

比如，我不会建议所有胃病患者做胃镜，没有必要。我会先对所有患者进行初步诊断，健康的胃摸起来是柔软的，但有问题的胃摸起来是硬的。不过，很多时候想要确认是否有充血、水肿等问题时，做B超就可以了。当我判断他们的胃病比较严重，怀疑有息肉、溃疡等问题，甚至需要确认是否有胃癌时，才会建议患者做胃镜。

那么做胃镜有什么好处呢？简单来说，它可以让我们清清楚楚地看到自己整个上消化道，包括食管、胃、十二指肠等在内的所有情况，即足够直观，也更为准确。

而且，以目前的医学水平，确诊胃癌最有效的手段，还是做胃检。有些国家的胃癌治愈率为什么那么高？因为他们在体检时努力普及胃镜，这样很容易在胃癌早期就发现问题并予以及时治疗，大大降低了病死率。

话又说回来，虽然我不建议所有胃病患者做胃镜，但如果患者年龄已经超过40岁，而且有比较严重的老胃病，或者家族有消化道肿瘤史，还是建议每年体检的时候做个胃镜，以防胃癌带来悲剧。

为什么很多人怕做胃镜呢？首先是怕遭罪。很多人的咽喉比较敏感，当胃镜通过时会有不舒服的感觉。其实不管哪种胃镜都是软性镜，一般都不会损伤食管的黏膜组织，也不会让人有疼痛感。所以很多时候，难受的感觉在很大程度上来自紧张情绪。而且现在用的大都是电子胃镜，医生也会对咽喉进行局部麻醉，甚至可以做无痛全麻胃镜，这样就更不需要担心会难受了。

其次是担心会有并发症或者感染上其他疾病，比如咽喉感染等。我承认这个无法避免，就像没有医生能够保证手术会百分之百成功一样。虽然做胃检安全性非常高，但偶尔也会有患者出现并发症，尤其是本身就有严重的心血管疾病或者哮喘、精神失常等病症的人群，更易出现危险。但一般医院的条件都足以应对这些意外状况，我们大可不必担心。

总而言之，和身体检查的其他项目一样，胃检也是非常有必要的。尽管有经验的中医可以帮你准确诊断，但必要的时候还是会建议你做检查，以保证不会出现任何误诊的情况。而大家要做的就是遵医嘱，消除对胃检的恐惧心理。其实，越放松就越不会感受到不舒服。

胃病的自我诊断方法

相信除了像我这样需要在医院上班的人，不生病的情况下谁也不愿意去医院。而且，对于小病小痛，很多人都会选择自己服药解决，等到感觉问题有些棘手时才会去医院。可是，你怎么知道自己有没有胃病呢？出现哪些症状说明你需要去看病了？

打个比方，今天晚上你家里的晚餐格外可口，你忍不住多吃了一碗饭，饭后还吃了水果、冰激凌。于是没过多久就开始感觉胃不舒服，但并没有太难受。这时候，你往往会认为是自己晚饭吃多了，过一会儿消化了就好，而且，大多数情况下也的确是这样。因此，以后再遇到胃疼的时候，你会习惯性地认为没事，缓一缓就好了。终于有一天，胃在你持续不断的折腾下生病了，只是这时候胃病还比较轻，所以也不会让你不能忍受。可你毫不知情，依然对它的求助信号不理不睬。时间久了，等某一天你非常难受来就诊的时候，胃病往往已经很严重了。

所以，和任何疾病一样，在刚刚出现端倪的时候就把它扼杀在萌芽状态，对身体的伤害才会比较小。对于不定期体检的人来说，早点发现自己身上的问题，对疾病治疗有非常积极的意义。我们来看看如何给自己诊断是不是有胃病。

首先是"疼"。疼痛是身体发出的最明显的信号，一定要予以足够重视。不过胃疼的形式多样，有隐痛、刺痛、绞痛等；原因也很复杂，中医认为受寒、气滞、血瘀等都可以引起胃疼。至于疼痛到底代表什么，我们还要结合疼痛的具体形式以及其他症状来判断。如果是在刚刚吃完饭后，并且是由受凉、生气或者刺激性食物诱发的胃疼，间或伴随恶心、呕吐等症状，可能是胃溃疡；如果是在饭后一两小时疼，或者是在半夜疼，靠吃东西可以缓解疼痛，那有可能是十二指肠的炎症或溃疡。

然后是"胀"。这也是胃病常有的症状。中医认为，胀气是脾胃运化失常，或者因寒受阻等，导致胃难以正常消化食物，或者蠕动过慢，于是里面的气体不能正常地及时排出所产生的症状。如果中老年人在饭后经常感到饱胀，甚至整天都有饱胀的感觉，同时伴有嗳气、食欲缺乏等症状，就有可能是慢性萎缩性胃炎。

最后是"苦"。如果感到口苦，往往是肝胆湿热；如果口苦伴有饭后的反酸、灼热、嗳气等症状，有可能是胆汁反流性胃炎。

除了上述常见症状之外，口干、欲饮、打嗝、腹泻、口臭、睡梦中流口水等症状都在提示我们胃肠可能有问题。

如果某种信号频繁出现，就一定不可以视而不见。不管是食欲缺乏还是消化不良，这种看似司空见惯、算不上病的信号，都是在提醒你要重视自己的身体，一定不要满不在乎、置之不理。

舌苔是寻找疾病信号的"地图"

很多人都看过美食纪录片《舌尖上的中国》，可是再好吃的美食，如果你没有胃口，照样会食之无味。比起舌尖上的美食，我们更应该关注舌尖上的健康。所以，下面来讲讲"舌尖上的胃病"。

在中医学里，我们把舌背上那层薄、白、润的苔状物叫作舌苔。舌苔由胃气所生，而五脏六腑天赋的气性都源于胃。所以，从舌苔颜色、质地的变化中，可以看出脏腑的寒、热、虚、实，以及疾病的性质和病邪的深浅。当然，在这里我们主要讲胃病。

临床上我们见到的胃病患者，其舌苔都有所变化。有的舌苔厚腻，有的舌苔发黄，甚至有的舌苔发黑、剥落。一般情况下，患者的苔色与苔质会同时出现变化，所以要结合起来判断病症。

首先看舌苔的颜色，也就是苔色。正常情况下，舌头应该是淡红色的，而舌苔应该是白白的、薄薄的一层，均匀地平铺在舌面上，只在舌面中部和根部稍微厚一点儿；舌苔上面的味蕾颗粒均匀，而且干湿适中，嘴巴里没有异味。但是有疾病时，苔色就会发生变化。

其次，看舌苔的厚薄。这个厚与薄，不能凭感觉判断，要以是否能见到舌体为标准。如果透过舌苔能看到舌体，就是薄苔。只要是薄苔，病情一般都比较轻。所以，舌苔由厚变薄，一般都表示病情有所好转。

最后，除了观察舌苔的颜色与厚薄之外，还要观察另一种情况，就是舌头表面是否有裂纹。

如何观察舌苔也是有讲究的。我们先要将嘴巴尽可能张大，不要太用力，然后伸出舌头，保证整个舌体自然、放松、平展，并使舌尖略微向下，这样才能保证舌头上的气血运行是正常的。观察的时候，先从舌尖开始，然后沿着舌中、舌侧一路看过去，最后是舌根。

下面给大家介绍几种胃病患者常见的舌苔表现。

首先是舌苔颜色正常，只是比较厚，有轻微的口气。这说明胃有点儿小问题，但不严重，如果没有其他不舒服的感觉，只需要调整饮食和生活习惯即可。

其次是舌苔呈现黄白色，厚而腻，有酸臭的气味，而且这层黄白色的厚苔很难被刮除。这往往是胃消化功能紊乱出现积食引起的。黄苔主热证，我们要注意饮食清淡，可以适当选择一些消食的食疗方或者药疗方。

最后是舌苔发黑并且黏腻。当你确认自己不是因为吃了紫黑色食物把舌头染黑，而且连舌尖和舌侧也呈现出深红色甚至青紫色时，就一定要予以重视。它往往表示热极化火，胃病相当严重，这时必须让医生诊断并且进行治疗。

舌苔除了会呈现白色、黄色、黑色之外，还有可能呈现绿色、红中发黑兼黄色的霉酱色，这往往是湿热之证。我们这里主要讲胃病，对此不做过多讨论。

有些人的舌苔明显剥落，这表示胃气不足，身体比较虚弱，需要补充气血。而那些无苔、舌面非常光滑的人，一般是胃阴虚，需要多注意健脾益胃。

还有一些人的舌苔上像地图一样，呈现出块状的斑驳，比如有的地方苔薄，有的地方苔厚，有的地方无苔。如果胃部平时没有任何不适，这类舌苔可以诊断为生理性改变，不必理会。如果本身是胃病患者，突然出现这种舌苔，一般表示阴虚现象加重，需要及时就医。

一个有经验的中医可以根据舌体和舌苔的变化，再结合闻、问、切等，对患者的胃病情况做出诊断。但一般人掌握这些知识，最好只是用来了解自身的健康状况，不要擅自诊断用药。

胃痛就一定是得胃病了吗

胃痛就一定是得了胃病吗？那可不一定，这跟头痛未必就是头部有问题是一样的道理。可是很多人以为胃痛就是胃有问题，反正胃病也不是什么大问题，三分治七分养，慢慢就好了。结果呢？胃本身是健康的，问题出在身体其他地方，这样不仅怎么养都不会好，还会因为没有找到真正的病因而耽误病情。

这样的患者，在临床上我也见到过不少。让我印象最深刻的，是工作第二年遇到的一位患者，看到我非常年轻，一脸不信任的表情。他说自己的胃病已经持续很久了，总是胃疼。他在家人的催促下去了附近的医院，描述完症状后，医生说他是慢性胃炎，给他开了不少药。可是吃了一个多月也不见好转。这时候他开始担心了，害怕自己的胃病比较严重，就想换家医院看看。

我坚持让他做了胃检，结果发现，他的胃根本没什么问题。根据他描述的上腹部疼痛的具体位置和时间长短，我判断应该是胆的问题。经过检验，果然这位患者得的是结石性胆囊炎。他不知道自己有胆结石，也不能准确判断到底是哪里疼，这才把胆囊炎当成胃病治了一个多月。

可能有人会觉得奇怪，自己的身体哪里疼怎么还能分不清楚呢？这并不稀奇，我们的腹腔里不止有一个脏器，它们都受神经的支配。身体健康的时候，敏感的神经会给我们提供准确信息，可是一旦发生病变就不一样了。比如，我们都知道阑尾在下腹部靠右侧的位置，可是阑尾炎发作的时候，上腹部也会疼，这就容易让人以为是胃疼。

这幸亏不是致命的胆囊炎，经得起拖延。要是其他更严重的疾病被误诊为胃病，可就麻烦了。比如，糖尿病患者的并发症之一就是胃轻瘫，其腹胀、恶心、呕吐等症状与胃病非常相似，因此很多不知道自己血糖高的患者往往会把它当成胃病，结果只会让自己的病情迅速恶化。

在临床上，我遇到过很多把胆结石、胆囊炎、糖尿病被当成胃病治的患者。这里大致列举出来给大家提个醒，如果自己胃疼了，要试着判断是什么原因，千万别想当然地就自诊为胃病。

胃疼除了可能是胃炎和胃溃疡，还有可能是肝胆系统疾病、心肌梗死和颈椎病。不管是隐痛还是绞痛，它们都能引起胃疼。但除了胃疼之外，这些疾病还会有其他症状，比如肝胆系统的疾病还会引起肩背部疼痛、心窝处不规则隐痛。我们在总结自己的症状时，千万不要忽视这些细节，它们往往就是判断病症的重要线索。

总而言之，胃疼不一定是胃病，而胃病也不一定会胃疼。我们一方面要了解关于身体的各种常识，另一方面也要借助医生和医学检查，这样才能让诊断更准确，也才有可能药到病除。

臭名昭著的胃病凶手——幽门螺杆菌

作为消化内科的医生，幽门螺杆菌是我无比关注的研究课题。因为根据统计，在胃溃疡患者中，幽门螺杆菌的检出率约为80%；在胃癌患者中，它的检出率约为85%；在十二指肠溃疡患者中，它的检出率为85%～95%；而在慢性活动性胃炎患者中，它的检出率更是高达95%～100%。显然，幽门螺杆菌与很多胃病都密切相关。

这是一种什么样的细菌呢？它是一种臭名昭著的细菌，是近三十年来备受瞩目的细菌，是已知唯一一种能在强酸性的胃液中存活的细菌，也可以说是目前最大的传染病源。因为世界上没有任何一种细菌像它一样，能感染全球一半的人。也没有任何一种细菌像它一样，能引起如此多的病症。

幽门螺杆菌是在1982年由澳大利亚病理学医生沃伦和消化科医生马歇尔共同发现的。两位医生发现在胃里有这样一种细菌：它的长度只有2～3微米，形状是弯弯曲曲的；它不是在胃液中游荡，而是紧贴在胃黏膜表面；而且，它附近的胃黏膜总是有炎症。由于它寄生在胃的幽门处，所以给它命名为"幽门螺杆菌"。

由于发现了这种细菌的存在，这两位医生获得了2005年的诺贝尔生理学或医学奖。也正是因为发现了这种细菌，医学界对胃肠疾病的研究进入了新的阶段，也终于找到了诱发疾病的一个重要根源，这在临床预防与治疗中具有重大意义。

人体是如何感染上这种细菌的呢？很多时候它都是被吃进去的。比如，食物在30℃左右的室温下放置2～3小时就会滋生细菌，其中就包括幽门螺杆菌。这也是不让大家食用未经处理的剩菜和剩饭的一个重要原因。

有人问："我从来不吃剩饭和剩菜是不是就不会感染了？"没那么简单。中国人感染幽门螺杆菌的比例是50%～80%。也就是说，现在你身上有幽门螺杆菌的可能性超过50%。为什么会这样？因为它的传染性非常强。通过手与手的接触、不干净的餐具以及粪便等途径，它都可以迅速传染。

有人会问："李教授，全世界那么多人感染，大家都活得好好的，这是不是说明幽门螺杆菌没什么可怕的？"可以打个比方：它不是一个恶魔，但像一个幽灵，潜伏在你身上，随时可能给你带来麻烦，最严重的就是带来癌症。

我们都知道，健康的胃黏膜有很强的自我保护能力，强酸性的胃酸连铁钉都能慢慢腐蚀掉，能消灭各种细菌和病毒，可偏偏对幽门螺杆菌无能为力。而且对于这种超级细菌，大部分抗生素也是无效的。

所以，我建议中老年人在体检时加入幽门螺杆菌这一项，以便及早发现，及早治疗。但大家如果在体检时发现自己体内有幽门螺杆菌也不必害怕，因为很多人体内虽然有幽门螺杆菌，却并不一定会引起胃肠道疾病。所以只要没有出现病症，就不需要担心。但如果是胃病患者，就一定不能掉以轻心，最好在治疗胃病的时候消灭它，免得引起各种慢性胃炎和消化性溃疡。

现在，医学界对清除幽门螺杆菌已经有相当有效的治疗方案。但是，顽强的幽门螺杆菌是很难被彻底清除的，由于传染性强、传播途径多，所以特别容易反复感染，这一点一定要多加注意。

尤其要提醒大家，发现自己体内有这种细菌后，千万不要擅自用药。因为不仅存在个人体质差异、环境差异和胃酸分泌差异，还存在菌株差异，如何用药还需要医生根据具体情况来判断。如果自己服药不规范，一旦出现了细菌耐药的情况，再找医生治疗就有点儿晚了。

总而言之，幽灵般的幽门螺杆菌对人体健康的危害可大可小，关键在于我们自己是否有防范意识，是否有良好的生活习惯。

突如其来的胃病——急性胃炎

临床上，我们见到的胃病患者在急诊中很多患的都是急性胃炎。尤其在炎热的夏天，吃了不干净或者已经滋生细菌的食物，就更容易引起急性单纯性胃炎，这是我们在日常生活中最常见的急性胃炎类型。

正如它的名字那样，急性胃炎发病一般很急，在吃了不洁食物后一天之内就会发病。只是由于个人体质以及食物受污染程度的不同，症状轻重也不一样，有的人只是上腹部疼痛，有的人会有剧烈的绞痛，同时伴随着厌食、恶心、呕吐等症状，更严重的还会发热、呕血，甚至脱水、休克。尽管急性胃炎很常见，但也不能掉以轻心。

我经常会在早上就接诊急性胃炎患者，他们大都捂着肚子，蜷缩着身体，告诉我早上起床后就开始胃疼。之所以出现这种情况，大都是因为前一天晚上吃的东西不对。比如，很多女孩子为了保持身材不吃晚餐，实在饿了就空腹吃个苹果。她们认为苹果既有营养又热量不高，而且性平，不会伤胃。结果没想到，第二天就上吐下泻。

为什么呢？苹果是性平，但它同样含有苹果酸、柠檬酸等成分，空腹食用后会与胃酸进行化学反应，产生一些不易溶解消化的块状物，从而导致胃黏膜受损，出现急性胃炎。

急性胃炎是如何引起的呢？除了吃不干净的食物感染沙门氏菌、大肠杆菌、金黄色葡萄球菌等以及空腹吃水果刺激胃黏膜会引起胃炎之外，还有很多因素，比如食用过冷或过热的食物、刺激性强的食物、解热镇痛类药物等，都可以破坏胃黏膜的屏障，导致出现急性胃炎。另外，近年来，精神上的刺激也越来越多地成为急性胃炎的诱因。

如果得了急性胃炎，首先要找出病因，然后采用正确的方法消除它。不同因素引起的急性胃炎，其治疗方案肯定有所不同。急性胃炎患者都要注意卧床休息，并停止使用一切对胃有刺激的食物和药物。注意多喝水，如果腹泻严重可以喝点儿盐糖水。注意饮食清淡，治疗期间最好不要吃牛肉等容易产气的食物，以免胃胀气。

一般来说，急性胃炎比较好治愈，几天就可以恢复。倘若没有找准病因，让胃部继续受刺激，就会渐渐转成慢性胃炎，变得更难治疗。

需要提醒的是，很多人会觉得，只要那些难受的症状消失了，急性胃炎就好了。事实上，症状消失并不意味着消化道的功能已经恢复。很多患者往往在有症状的时候还比较重视，症状一旦消失就开始不遵医嘱，从而导致病情加重。

对于急性胃炎，最重要的是预防。尤其是在夏秋两季，要多注意饮食卫生，不吃腐烂变质的食物，生吃瓜果蔬菜之前一定要清洗干净，同时还要加强身体锻炼，提高自身机体免疫力，这样才不会让自己的胃肠遭受突如其来的伤害。

日积月累得来的胃病——慢性胃炎

如果说急性胃炎是胃遭受突然的重伤而形成的，那么慢性胃炎就是胃忍受日积月累的损伤而形成的。它可以分为浅表性胃炎、萎缩性胃炎以及肥厚性胃炎，前两种比较常见。

和急性胃炎相比，慢性胃炎要难治得多。但偏偏大家对疾风骤雨般的急性胃炎更为重视，而对旷日持久的慢性胃炎却满不在乎。很多人甚至觉得，人吃五谷杂粮，谁的胃还没个小病小痛？反正症状也不严重，吃点儿药就好了，没什么可大惊小怪的。其实不仅仅是患者这么想，很多医生也是如此。

有一次，一位从密云区赶过来的患者一进门就向我抱怨个不停："医生，真不是我矫情。我患慢性胃炎好多年了，也看过好多医生。一开始是在社区医院看的，医生说不是什么大病，给开了点儿药，我胃疼的时候吃点儿就好了，可之后还是会疼。后来去大医院做了胃镜，医生说是慢性胃炎，感染了幽门螺杆菌，给开了两周的药，说要先消灭这种细菌。"

这本身没什么问题，要根治慢性胃炎的确要先消灭幽门螺杆菌。"可问题是，那一大堆药我严格按医嘱吃了两个星期，然后再去检查，说还是有幽门螺杆菌。虽然我平时没有太多症状，只是偶尔胃难受，但就是想把这胃病根治了。后来又去了好几家医院，每个医生都说我是慢性胃炎，可是没人能给我治好。有的医生还挺不耐烦的，说人体内有幽门螺杆菌很正常，即使健康人做胃镜也能发现，让我别太大惊小怪。李教授，您说我这是小题大做吗？"

也难怪患者有意见，在很多医生那里，慢性胃炎的地位显得比较尴尬。要说它不值一提吧，浅表性胃炎可能会发展为萎缩性胃炎，还有可能继续发展成胃癌；可要说它致命吧，好像也不至于，它的病程长短不一，而且在数十年间可能会时轻时重。

事实上，胃难受的程度与胃炎的轻重不是成正比的。虽然慢性胃炎没有典型的明显特征，常常只是会感到上腹部轻压痛、饱胀、食欲缺乏，但倘若久治不愈，同时又不注意养胃，就很容易造成胃出血、呕血与便血，并且会引发胃溃疡，甚至发展成胃癌。

如果我们不止一次胃疼过，或者在某段时间频繁胃疼过，就一定要予以重视，不要因为感觉不严重就不当回事。很多时候，胃绞痛也许只是轻微的急性胃炎，但轻微的胃胀也有可能是严重的胃癌。所以，光凭感觉来判断胃病的轻重是非常不可靠的，也是非常危险的。

如果经诊断患有慢性胃炎，我们要在医生的指导下服药并且合理安排饮食，不可以按照网上的方法随意调养，因为有些养胃知识并不科学，也并不适合我们。由于慢性胃炎的病程可能非常长，所以对饮食和生活习惯方面调养的坚持尤为重要。

和急性胃炎相比，慢性胃炎的发病原因更多，但归纳起来有三类：一是情绪问题；二是饮食问题；三是天气问题。天气的冷暖变化会引起胃部不适，饮食不当也会引起脾胃受损，这两点大家体会都比较深，而情绪问题尤其需要注意。在门诊的慢性胃炎患者中，很多都从事的是竞争性强、精神压力大的职业，即都是因为情绪而发病的。

由于慢性胃炎越来越明显地成为一种"身心疾病"，所以我们在日常生活中除了要悉心搭配饮食、注意保暖之外，还要注意情志方面的调养，尽可能地保证精神放松、心情愉悦，不让不良情绪对自己的胃产生刺激。

"自己伤害自己"的胃病——胃溃疡

提起溃疡，很多人会想起口腔溃疡，这不就是上火了吗，有什么要紧的。的确，溃疡是皮肤或者黏膜等表面组织上的一种溃烂，一般区域不大，对身体的伤害也不致命。可是，口腔溃疡忍忍可以自行恢复，胃溃疡却不同。在所有的溃疡疾病中，胃溃疡是最应该被警惕的，因为它离胃癌最近。胃溃疡是消化性溃疡中的一种，之所以会出现溃疡，是因为胃黏膜被胃自身分泌的消化液消化掉了。

大家可能会有疑问：胃酸不会伤害胃黏膜，为什么还会得胃溃疡呢？那是在健康的情况下，胃黏膜被幽门螺杆菌损害，长期饮酒或者长期服用阿司匹林等药物，精神长期过度紧张或忧虑，饮食长期不规律等情况，都很容易导致胃溃疡。

一般来说，饭后一小时之后，上腹部有灼热样的疼痛或者钝痛，然后自己会慢慢减轻，这就是典型的胃溃疡症状。此外，如果常常感觉到饥饿、饱胀、嗳气、反酸等，都要考虑是否是胃黏膜已经出现溃疡。

对于胃溃疡，我们必须重视，因为它有癌变的可能性。当胃部疼痛从规律发作变为不定时发作，当钝痛变为隐痛，当服用之前治疗溃疡的药物不再管用，当开始出现呕血和排出黑色甚至柏油状的大便等症状时，我们一定要尽早去医院做胃检。

即便没有发生癌变，它也可能是胃出血、胃穿孔、幽门梗阻等严重的胃部疾病。而且，胃溃疡的特点是病程很漫长，可以长达十几年甚至几十年，并且常常伴随着慢性活动性胃炎等，使得病情较为复杂，如果不及时治疗，对人体健康会造成极大的危害。

另外，即便真的出现胃溃疡也不必恐慌，大多数还是不会转为胃癌的。

流行病学的调查显示，大约有10%的人患过胃溃疡。它在任何年龄段的人身上都有可能出现，无论男女，只是在50岁左右的人身上更为多见。所以，这个年龄段的人要格外注意。

这里要特别提醒50岁以上的人群，只要身体能感觉到痛，那就不可怕。疼痛是最直接的信号，可以逼迫我们去关注自己的身体。但如果感觉不到疼痛，一旦发病那才是灾难。我们根本不知道身体的某处已经伤痕累累了，依旧给它伤害，直到它彻底罢工，一切就都晚了。

很多老年人得了胃溃疡，自己根本不知道。为什么呢？不疼。临床上我们叫它无痛性溃疡，主要是因为老年人的疼痛神经已不太敏感，所以对不够明显的疼痛往往感觉不到。因此，老年人要提高警惕，如果胃有不舒服的感觉或者心窝痛，就一定要去医院检查。倘若吐出咖啡样的液体，别以为是火气大，很可能是胃出血。

如果在胃溃疡刚刚出现的时候及时给予治疗，一般服药4～6周，病情就可以得到明显控制。只是，在疼痛等症状缓解之后，还要继续巩固治疗1～3个月甚至更长时间才能够根治。

我见过很多年轻人得了胃溃疡，自己不当一回事，随意停药甚至不治疗。至于饮食和生活习惯，依然我行我素，不加注意。这样做的后果只有一个：就是胃溃疡反复发作。所以，大家不仅要遵医嘱服药，还要坚持服药，千万别稍有好转就擅自停药或者换药。

让人谈之色变的胃病——胃癌

相信现在很多人都会谈癌色变。和其他癌症一样，胃癌是人人都害怕的疾病，让我们感觉离死亡很近。也许你还不知道，胃癌是我国发病率最高且极为常见的恶性肿瘤。除了其致命性后果之外，胃癌最可怕的一点在于，近七成的胃癌患者早期是没有明显症状的，因此很容易被忽略。等到患者感到明显不适时，往往已经是中晚期了，而中晚期的癌症病情是极难控制的。

临床上我见到过很多患者，在拿到检查结果时都难以置信，也难以接受，自己明明没有很难受啊，怎么就得胃癌了？那是因为胃癌早期往往没有特异症状，或者只会出现一些非常普通的消化道症状，跟胃炎和胃溃疡的症状相似，特别容易被忽略。而且这些症状在吃了胃药后会很快好转，以至于真实的严重病情被掩盖了。

我不开车的时候，会请一位固定的出租车司机送我，这位司机师傅跟我年龄相仿，性格开朗健谈，平时烟酒不沾，就是职业原因，饮食不可能特别规律，我常常劝他多注意点儿，别得胃病，他也总是乐呵呵地答应着。

一天早上接我上班时，我注意到他似乎不太舒服地按了会儿胃部。职业敏感性让我猜测他的胃可能有问题，就极力劝他进医院做个检查。他连连摆手说不用，只是稍微有一点点胃疼，哪儿那么娇气。看我很严肃且坚持让他检查，他很不情愿地跟我进了医院。检查结果出来把他惊呆了，病理切片显示他已经罹患胃癌，幸好是早期。后来我给他做了手术，他恢复得相当不错。试想如果等到晚期，癌细胞从胃部扩散开来，就算做手术希望也不大。

这位司机是幸运的，在胃癌早期可以被发现，而早期胃癌有九成可以被治愈。等到癌细胞大面积转移，出现消瘦、贫血、四肢乏力、持续性腹痛等晚期癌症症状时，即使是今天的医学水平也很难控制病情。所以，对于胃癌这种疾病，预防以及尽早发现是最关键的。

如果你或者你的亲朋中有40岁以上，患有胃溃疡、胃息肉、萎缩性胃炎、幽门螺杆菌感染性胃炎，或者胃部切除术后15年以上的人，一定要尽早做胃检，密切关注是否有癌前病变。别因为心存恐惧而不肯检查，胃检是目前诊断胃癌最好的方法。

如果你或者亲朋的工作，需要长期接触硫酸、尘雾、铅、石棉、除草剂，一定要多注意胃部问题，因为从事这些职业的人群胃患癌的风险明显偏高。

至于该怎么预防胃癌，首先我们要不吃或者少吃咸菜、香肠、酸菜等含有亚硝胺类物质的食物，少吃过度刺激的食物，多吃新鲜蔬果。其次要养成良好的饮食与作息习惯。另外，一旦出现胃病，要积极治疗并且定期复查。

虽然胃癌在我国的发病率很高，但是有胃病的朋友也不必过于恐慌。一般来说，从正常的胃到长了癌细胞的胃，要20多年的时间。在这个漫长的过程中，任何时期进行检查，将胃病很好地控制住，都能阻断胃癌的出现或发展。因此，把胃癌控制在尚未出现或者萌芽状态，才是较好的应对策略。

貌似胃病的病——胃神经官能症

提起"胃神经官能症",很多人都会感到陌生,它不像胃溃疡、胃炎等胃病为人们所熟知。胃神经官能症虽然表现出来的症状都与胃有关,但它实际上是一种精神疾病。

所谓神经官能症,是由心理障碍引起的病症。长久的心理冲突令患者感到痛苦,并且会影响其心理和生理功能。可是如果去检查,令患者感到不适的部位又没有任何器质性病变。

至于胃神经官能症,就是神经功能障碍在胃部有所表现。一般来说,受到精神因素刺激,体内的自主神经系统会出现功能失常,从而导致胃功能紊乱,于是表现出一系列胃病的症状。但它与真正的胃病区别在于,做胃检之后会发现胃实际上是健康的。

临床上我遇到过不少胃神经官能症患者,他们往往对检查结果存在疑问:"你们的仪器没问题吧?我明明胃不舒服,怎么会一点儿问题都没有呢?"因为这种疾病不会使组织结构发生器质性病变,所以不管去哪个医院都查不出来。

中医上认为这种疾病是由情志失调引起的,所以尽管发病的位置在胃部,但根源却在肝脾。要么是思虑伤脾,要么是肝气郁结,然后郁结的肝气乘脾犯胃,或者日久化热导致肝胃郁热,以至于脾胃虚弱,胃气失和。

胃神经官能症主要有哪些表现呢?首先就是反复发作的连续性嗳气,患者感觉胃部饱胀,所以试图通过嗳气来缓解不适。它与胃炎等胃病引起的嗳气的不同之处在于,它是一种神经性嗳气,有人在场时往往会更严重。

除了嗳气，还有神经性呕吐，一般都是在吃完东西后突然呕吐，但是却没有明显的恶心感觉。呕吐之后，大多数患者可以马上吃东西，而且食欲和食量都不受影响。这种神经性呕吐往往是条件反射性的，比如受到某些刺激，或者到了某个特定的环境，都可以导致患者发病。

一部分胃神经官能症患者会存在另外一种表现，就是神经性厌食，主要表现为厌食、血压低、体重大幅下降，女性还有可能出现闭经的情况。有这种症状的，大都是对苗条体型有强烈渴望的人群。由于对肥胖和吃东西有着根深蒂固的厌恶和抵制情绪，他们出现了神经性厌食。当然，伴随这种症状出现的往往是内分泌功能失调。

对于这种病，治疗的重点不在于药物，而在于精神调适和饮食调节。心病还需心药医，只有找到刺激神经的根源，才能对症制订治疗方案。除了服用胃药外，如果精神症状明显，还要同时服用抗焦虑或抗抑郁药物，进行心理治疗（需要遵医嘱）。

和我们熟知的胃病喜欢缠上老年人不同，这种胃神经官能症患者主要以青壮年居多，其中又以女性居多。尤其是喜欢减肥的女性，要格外留心。

我们该如何预防这种疾病呢？除了要注意饮食、积极锻炼身体之外，我建议易患这类疾病的人群不要整天休息，要适当工作或者劳动，因为紧张有序的生活更有利于调节神经系统的正常功能。当然，保持心平气和、情绪良好才能更好地预防胃神经官能症。

"钟爱"苗条女性的胃病——胃下垂

如果你是一个又瘦又高的年轻女性，那么胃下垂可能是你最需要注意预防的胃部疾病了。因为临床调查结果显示，在进行胃肠照像的32274人中，有10%都是年轻消瘦的女性。而对109名患胃下垂的年轻女性进行体型调查结果显示，20岁以下体型干瘦的占71%。

为什么会这样呢？这些苗条的年轻女孩往往不知道自己为什么会患上胃下垂。了解原因之前，我们先来了解什么是胃下垂。我们的胃应该位于上腹部，在正常站立时，最低点不应该超过脐下2横指。虽然胃的大小会有伸缩变化，但它的位置是相对固定的，这有助于维持胃的正常功能。但是，如果悬吊、固定、支撑胃的肌肉和韧带松弛无力，或者腹部压力下降，就会让整个胃的位置降低，以至于胃大弯都到了盆腔的位置。

年轻干瘦的女孩之所以容易患胃下垂，主要是因为她们体质虚弱，饮食习惯很差，同时过瘦又导致腹肌薄弱、腹壁松弛。而产后的女性之所以容易患上这种病，则是因为腹内压力突然下降。还有就是长期站立或者喜欢久坐不动的人，也很容易出现胃下垂。所以，如果你是年轻、体型偏瘦，又整天坐着的女孩，更要多加注意。

得了这种病，主要的后果就是胃部感觉不适、影响消化功能。轻度的胃下垂，一般不会有不舒服的感觉，但等到下垂越来越严重、越来越明显时，就会有腹部不舒服、饱胀和重坠的感觉。

有个年轻女孩跟我是这样描述的："我感觉自己的胃似乎和肠子都挤到一起了，硬硬的，真担心胃会把肠子挤坏了。"这话一点儿都不好笑，因为当胃下垂严重时，随之而来的往往是肝、肾、结肠等其他内脏下垂。体内这么多器官下垂，后果是相当严重的。

中医认为，"胃为后天之本""有胃气则生，无胃气则死"。一旦出现胃下垂，表明胃气已经严重受损。这时候，五谷不能被消化，营养难以吸收，身体会越来越消瘦，免疫力就会越来越低，从而可能出现各种疾病。

具体来说，中医把胃下垂归为"胃缓"类病症，根源在于脾胃虚弱，以致中气下陷，升降失常。其诱因往往是长期饮食失节、作息失常或者七情内伤、劳倦过度等。因此，治疗胃下垂以益气健脾为主。

如果想让自己远离胃下垂，就要从饮食和生活习惯入手。饮食不规律和暴饮暴食，都非常容易引起胃下垂。年轻人不要过于追求骨瘦如柴的体型，让自己稍微胖一点儿对身体是有好处的。而且注意不要"能坐着绝不站着"，因为久坐也是引发胃下垂的元凶。从某种意义上来说，要想预防胃下垂，就要告别不良的饮食习惯，适当地锻炼身体，好好地爱惜身体。

容易被人忽略的胃病——胃息肉

很多患者被检查出来有胃息肉之后，常常会问："什么是胃息肉，严不严重？"很多人对胃息肉不太了解，不过我们应该听过鼻息肉、胆囊息肉这些病症。它们的性质一样，都是人体组织表面上长出的赘生物，是完全多余的，也是良性肿瘤的一种。

一听到肿瘤，很多人可能为之色变。对此，我们不必害怕。事实上，人体从鼻腔到宫颈和直肠之间的结构都可以长出息肉，只是大多数息肉都很难被发现。而且由于没有不适反应，我们终其一生都可以与它们和平共处。

另外，尽管息肉一般没有明显的症状，且大多数都是良性，但也会有恶变倾向。一般来说，常见的胃息肉可以分为两种：一种是增生性息肉，主要与炎症和内分泌紊乱有关，它的癌变率非常低，只有不到4‰；另一种是腺瘤性息肉，它的癌变率有10%～30%，这种息肉才是应该被警惕的，它往往是一种癌前病变。

大多数情况下，我们发现的胃息肉个头都不大，不会超过1厘米，对胃的正常功能也不会有什么影响。但有极少数人随着息肉越长越大，可能会出现消化不良、腹痛等症状。如果出现这种情况，大家一定要重视起来。因为良性的胃息肉生长是非常缓慢的，如果它在短时间内迅速长大，并且直径超过2厘米，就一定要留心是否有癌变倾向。调查显示，直径小于1厘米的息肉，即便是腺瘤性息肉，癌变概率也只有大约1%，而一旦直径超过2厘米，癌变概率就会骤升至46%。

息肉不仅症状不明显，位置往往也不明显，即很难被发现。这时候胃镜的优势就明显体现出来了，因为只有这种内窥镜才能更清楚地为我们呈现微小的息肉。

同时，大家也要找有经验的医生看诊，因为息肉如果表面光滑、带蒂、镜子推动时活动度好，且直径小于2厘米，往往都是良性的。但如果扁平，表面有出血、溃疡、污秽，镜子推动时活动度差或者直径超过2厘米，就很有可能是恶性的。所以要找有经验的医生，别让一些在生长初期的非常小但是扁平的息肉被误认为是良性的。

由于感觉不到，很多患者都是在做胃镜的时候意外发现有胃息肉的。一旦在自己的胃中发现了息肉，大家也不必恐慌，医生会根据息肉的外观、数量、组织属性、生长速度、家族遗传史等，为大家判断息肉发生恶变的可能性。

一般来说，如果只是增生性息肉，没有必要做手术。虽然现在随着医疗条件的改善，手术的安全性大大增强，但是手术都有风险，一旦创面感染没有很好地愈合，反而会引起并发症。所以若非必要，不建议大家对增生性息肉进行手术。至于腺瘤性息肉是否需手术，我们也要根据胃检结果，遵从医生嘱咐。

日常生活中，我们在饮食上要注意，少吃刺激性强的食物和油炸、生冷、油腻、高脂肪的食物，增加水果、蔬菜的摄入量，以避免湿热、瘀毒内聚，增加息肉癌变的概率。但是，即便是良性息肉，也应该坚持每年做一次胃检，密切关注它的发展。

胃反酸、胃灼热——胃食管反流

美美地饱餐一顿，想舒舒服服睡一觉，可是刚躺下就觉得嘴里酸溜溜的，同时胸口灼热，这时坐起身来就会好一些。如果你的身体出现过这样的情形，或者你曾在睡梦中被酸水呛醒过，还是去看看医生吧，你很可能得了胃食管反流病。

很多患者由于自身欠缺胃病方面的知识，出现这些症状之后不知道到底是身体哪里出了问题，所以开始病急乱投医。我遇到过一个患者，辗转心内、呼吸、耳鼻喉等多科检查，都没有发现异常，最后来到消化科，才找到了病因。

有一些患了胃食管反流病的女青年，经常会对这个症状产生美丽的误会。可能是因为电视上的女性只要无端反酸水然后跑到卫生间呕吐，十有八九是怀孕了。因此，很多女性会在自己反酸水时误以为是怀孕了。

曾经有一位女患者，难受了1个月一直没管，以为自己怀孕了。当妇产科医生告诉她没有怀孕时，她表示难以置信："我这么难受，不管是把酸水吐出来还是咽下去，都一个劲儿地往外冒，尤其是弯腰做事时。这怎么可能不是怀孕？"这当然可能不是怀孕，因为如果她对自己身体的反应足够敏感就会发现，这种反酸水是伴随着灼热感的，而怀孕的反酸水不会。

我对她进行了食管测压和24小时食管动态pH值监测，检查结果显示：食管下括约肌压力降低，存在明显的病理性胃酸反流。直到这时候她才相信，原来自己得了胃病！

一般来说，这种疾病最常见的症状是灼热和反酸。饭后大约1小时，患者就开始感觉到上腹部有灼热感。与此同时，即便不感觉恶心，而且根本没有用力，胃里的酸性物质就会涌到嘴里。如果躺着或是弯腰，这些感觉会更明显。此外，还有一些患者会觉得吞咽困难、胸骨后痛等。但最典型的症状还是反酸、有灼热感。

为什么会出现这种症状呢？本应该在胃里的食物，为什么会跑到嘴里？这主要是因为胃与食管的蠕动功能失调，食管和胃连接处本来应该紧紧关闭的"阀门"坏了，就让胃里的东西进入了食管。

那么胃食管反流的危害性大吗？胃食管反流除了会影响到睡眠质量、饮食习惯、工作效率、社交活动等，如果其长期反复发作或者很严重，会大大提高食管癌的发病概率。所以，我们还是要予以重视。

以前我接诊的胃食管反流的患者大都是老年人，原因很简单，年岁大了，胃肠功能减弱，容易出现问题。但近些年明显感觉年轻患者越来越多，这主要与他们生活压力大、饮食不规律、总吃油腻的快餐等有很大的关系。

如果你平时喜欢喝咖啡、红酒，或者喜欢吃巧克力、榴梿等，都要当心，这些食物比较容易引起胃和食管的蠕动功能失调。现在大家应该明白，为什么胃食管反流病在西方国家十分常见，大约有10%的西方人都患有或者患过这种病，而我们国家的胃食管反流病患者人数就比较少，病情也比较轻。显然，这与饮食习惯有很大关系。

所以，要想预防胃食管反流，最好的办法还是改变生活习惯，尽量少吃巧克力、咖啡、糖果、高脂肪餐等。同时注意缓解压力，避免心理因素影响消化系统。

能伸不能缩的胃病——急性胃扩张

我们的胃是有伸缩性的，空腹的时候它只有拳头那么大，但为了接收食物，它可以把胃大弯扩展到使自己最多可以容纳3000毫升。不过一个成年人饱餐时胃容量约是2000毫升，3岁幼儿饱餐时胃容量只有600毫升。但是我们要避免让胃过于充盈，给它太大负担，毕竟它的这种"容受性扩张"也不是无限的。

大家可能听过一种说法，我们在养金鱼、仓鼠这些小动物时，不能不停地喂它们，否则会把它们撑死，因为它们没有饱腹感。而人类一般不会这样，因为我们在正常进食时，大脑的摄食中枢会做出反应，当它感觉到胃已经充盈时，就会向我们发出信号"饱了，不要再吃了"。

如果我们忽略这种提醒，继续吃下去，或者暴饮暴食，就可能会引发急性胃扩张。这是因为在短时间内突然吃进去大量食物，会让胃过度充盈，胃壁上的肌肉被过度牵拉，于是像一个失去弹性的皮球一样。此时人再继续进食，之前吃的食物聚集在胃里面还没有及时得到消化排空，胃就会变得越来越大，胃壁受到的压力也越来越大，加上胃黏膜炎症，于是引起了急性胃扩张。

当然，平时吃饭不小心稍微多吃了一点儿，不会造成这样严重的后果。但如果吃得过多或饮食不当，上腹部膨胀得非常明显，出现了腹胀、恶心、呕吐等症状，而且呕吐之后症状没有减轻，就要考虑是不是出现了急性胃扩张。如果置之不理，让情况继续恶化，严重的会导致脱水、碱中毒、呼吸急促、手足抽搐、血压下降，甚至休克。

急性胃扩张最可怕的地方在于，它可能会导致胃穿孔。我们想想看，一个气球被吹得越来越大，是不是会变得越来越薄？我们的胃也一样，正常情况下胃壁大约有1厘米厚，可如果它过分膨胀，胃壁就会变得很薄。很多急性胃扩张患者的胃壁甚至薄得像纸一样，看着让人胆战心惊。

胃壁这么薄，它一定相当脆弱。如果你本身就有消化性溃疡，胃壁上有薄弱之处，在很高的胃压下，胃就会破掉。或者有人觉得自己吃得太多，想要活动一下帮助消化，结果运动不当导致腹压上升，胃也会破掉。想想看，好好的胃被撑得那么薄，然后破掉一个洞，痛感肯定会十分强烈。而且，胃里面的食糜和强酸性的胃酸进入身体内，会直接接触五脏六腑，这是十分危险的。

不止这样，有的患者由于疼得难以忍受，就满地打滚，这样会让情况变得更糟糕。因为这样做会让从穿孔的胃中漏出来的胃酸接触到体内更多组织。我在临床上曾见到有些患者的整个腹腔都被感染了，清洗十分困难。

所以，为了避免出现这种疾病，我们要注意控制自己的进食。吃饭八分饱，千万不要吃到撑。而且吃饱之后最好离开餐桌，别守着食物继续聊天，这很有可能让你不知不觉中吃进去更多食物。我接诊的很多急性胃扩张患者，都是一边吃火锅或者自助餐一边聊天，吃饱了正餐吃零食，一不小心就吃多了。

胃里装个"石头"——胃石症

提起结石，大家都不陌生，有人有肾结石，有人有胆结石，可是什么是胃石呢？这就鲜为人知了。胃里面也会有结石？是的。胃里面也会有一些凝结成的硬块，它们既不会被消化也不会通过幽门排出，只会留在胃里。

一般来说，胃石不会产生什么症状，但有些患者偶尔会反酸、感觉到上腹部疼痛。需要注意的是，有些人的胃石由于长得太大，容易被没有经验或者不够负责任的医生误诊成肿瘤，这一点大家需要了解。

胃石是如何形成的呢？要先从它的性质说起。胃石的种类有：植物性、动物性、药物性及混合性。

临床上最常见的是植物性胃石，而且患此症者以男性居多。为什么会出现这种植物性胃石？我们的胃酸不是很厉害吗，怎么还会有消化不了的植物性食物？因为某些食物里面的鞣酸、果胶等成分，在胃酸的作用下发生胶凝，变成了难以消化的块状物，也就形成了胃石。容易形成胃石的植物主要有柿子、山楂、黑枣等。

我遇到的最奇特的胃石症患者是一位油漆工人，因为工作原因，他要经常吸漆水，时间久了，沉积在他胃里的松香和树脂居然变成了胃石。

动物性胃石有时候也叫毛石，主要是由毛发和难以消化的瘦肉缠在一起沉积而成的。一般情况下，我们谁也不喜欢吃毛发，但如果有人有吞食异物的癖好，就要注意避免出现毛石。此外，我们也要注意一些肉皮上的毛发等。

至于药物性胃石，主要是由于一些慢性病患者长期服药，那些含有钙、铋等元素的化学药物在胃内沉淀就会形成胃石。制酸剂、中药残渣以及药丸黏合剂等，在体内长期累积沉淀，也会有同样的结果。

除了有成分上的区别，胃石症还有急性和慢性之分。临床上我们遇到的胃石症患者，急性的比较多。很多人在吃了大量柿子或者山楂等含鞣酸比较高的食物之后，1~2小时内就会出现肚子疼、恶心、呕吐等症状，不过呕吐量不大。

胃石症虽然通常不致命，但是我们还是要予以重视，否则胃石会越来越大，到时候更难清除。而且它还会在胃里面到处移动，从而引起溃疡。如果超过6个月还没有痊愈，就是慢性胃石症。

胃石症的治疗与其他疾病一样，并没有一个通用的方子，需要根据胃石的性质和患者本身的病理状况来制订方案。因此我要强调一点，很多人都听说过，有了胃石喝可乐就可以把它消解掉。的确，可乐中的柠檬酸和碳酸氢钠可以把胃石慢慢地、一层层地溶解掉。同时，可乐易产生大量气体，可以帮胃膨胀出足够的空间，让胃石在里面撞击至碎裂。

但是，应该如何喝可乐、患者的体质是否适宜喝可乐，都需要由医生进行判断。比如，胃溃疡患者就不能随意喝可乐。大家在吃了柿子、山楂等食物之后，可以稍微喝点儿可乐帮助消化，但不能自己随意用可乐治疗胃石症。

与容易复发的胃食管反流病不同，胃石只要被清除，就不会再对身体造成损害。尽管如此，我们还是应该注意预防。

　　预防胃石的关键就是不要一次性吃太多水果，尤其不要空腹吃大量柿子和山楂，避免柿子、山楂与牛奶、红薯、咖啡、海鲜等食物一同食用。因为后者蛋白质丰富，或易刺激胃酸分泌，两者的结合会给胃石的产生创造有利条件。所以，与绝大多数胃病一样，要预防胃石，关键还是要养成良好的饮食习惯。

能把"出口"堵住的胃病——胃黏膜脱垂症

　　胃黏膜脱垂症和胃下垂的不同之处在于，后者是整个胃部下垂，而前者只是胃窦部黏膜异常松弛，要么往上逆行，进入食管；要么往下垂落，通过幽门管进入十二指肠球部。在临床上，我们常见的主要是后者。

　　有人可能觉得，人岁数大了，什么都会松弛，既然皮肤会松弛，胃黏膜松弛也没什么大不了的，最多是不太好看。皮肤松弛只影响美观，胃黏膜松弛却并没那么简单。一般来说，轻微的胃黏膜松弛不会对身体有太大影响，患者也不会有什么症状，或者仅仅感觉腹胀、嗳气，没有什么特殊反应。但是如果胃黏膜脱垂严重，就有可能发生幽门梗阻，这样胃里的食物往下运送时，会在幽门这里受到阻碍。如果胃黏膜脱垂严重，甚至会让食物不能完全进入十二指肠，这时候就会出现一系列胃部不适的症状。

　　胃黏膜脱垂主要的病症表现是各种疼痛反应。只是，它所引起的疼痛没有固定的位置，表现也不一，可以是隐痛、胀痛，也可以是烧灼痛、绞痛、放射性疼痛等。总之，它的病情轻重取决于黏膜脱垂的多少和程度。

　　胃黏膜为什么会脱垂？它与皮肤松弛是一样的道理吗？作为病症的胃黏膜脱垂，它的诱因是胃窦部的炎症。当胃部有炎症时，胃黏膜的结缔组织会变得松弛，同时在炎症的作用下，胃黏膜会发生各种水肿或增生，形成黏膜皱襞。随着胃的蠕动，黏膜皱襞就很容易被推挤到幽门，从而形成胃黏膜脱垂。

　　除此之外，黏膜肌层功能不良、恶性病变影响，甚至精神紧张、烟酒刺激、咖啡刺激、化学因素和机械性刺激等因素都可以引起胃黏膜脱垂。因为它们能刺激胃剧烈蠕动，从而把原本已经不太正常的胃黏膜送入幽门。

　　这样看来，胃黏膜很容易脱垂。不过，绝大多数人脱垂的胃黏膜都可以复位，也就是说它具有"可复性"。如果脱垂的胃黏膜能很快恢复原状，就不会有什么明显症状出现。如果不能立即复位，人才会有不适感。

　　由于胃黏膜脱垂没有明显的、典型的病症反应，所以我们很难诊断自己是否患了这种疾病。一般来说，腹痛或胸骨下部痛、恶心和呕吐、消化不良、上消化道出血等症状出现两种以上，就可以考虑患有胃黏膜脱垂症。

　　还有一种可以帮我们判断是否得了胃黏膜脱垂症的小方法。如果你躺着的时候用右侧卧的姿势，腹痛会比较严重；而翻个身左侧卧，疼痛就会减轻或消失。那么，有很大可能是胃黏膜脱垂了。但是，并不是所有患者都会有这种反应。

　　中医在治疗胃黏膜脱垂时，往往会针刺内关、足三里、中脘等穴位。西医一般会建议大家服用一些镇静药和抗胆碱能类药物，目的是不让胃有过分强烈的蠕动，以减少脱垂的可能。但是一旦幽门梗阻严重甚至大出血，就要考虑进行胃远端切除。

莫以年纪论"英雄"的胃病——小儿胃病

"小孩儿也会得胃病？"这是听到诊断结果时很多家长的反应。不必惊讶，胃病不是中老年人的"专利"，小孩子也有可能得。

相较于老年人，小孩子的胃虽然没有完全发育好，但是非常健康，为什么会得胃病呢？一般来说，家长感染幽门螺杆菌传染给孩子，孩子就有可能患上小儿慢性胃炎和消化性溃疡。临床统计数据显示，小儿慢性胃炎中，幽门螺杆菌的检出率为70%～80%；小儿消化性溃疡中，幽门螺杆菌的检出率为90%以上。可见，幽门螺杆菌是一大元凶。

单单感染幽门螺杆菌，并不一定就会有胃病，但如果伴随着功能性的消化不良、压力过大、胃黏膜损伤等情形，就有可能是较为严重的胃病。

如果只是胃不舒服，也不至于发展成胃病，尤其不至于发展成慢性胃炎和胃溃疡。之所以到了这个地步，主要就是没有及时就医，越拖越严重。因为小孩子的胃病特别容易被忽视。

在我接诊过的小患者中，当被问到哪里不舒服时，有半数以上都会回答"肚子疼"。由于小孩对自己身体的认知不够，不能明确指出到底是哪里不舒服，只能笼统地说是肚子疼。而"肚子疼"可能是由很多因素引起的，家长很难联想到是胃病，他们往往会误判为孩子的肚子里有蛔虫，给孩子吃些驱虫药了事。

大家应该有经验，当孩子说自己肚子疼时，很多家长的反应往往是："又想逃学？又想让我帮你请假？"比较典型的是在我们医院附近一所学校，有一个读初中二年级的男孩子，比较调皮，学习成绩不太好，经常会想方设法逃学。由于有"前科"，所以家长一直把他的"肚子疼"当作"狼来了"。

结果，"狼"真的来了。有一天在学校上体育课时，这个孩子突然晕倒了，被送到我们医院。我给他检查的结果是，十二指肠溃疡合并出血。父母一下子傻眼了，原来孩子的"肚子疼"不是装的，而是胃疼。可是他胃口一向很好，尤其喜欢吃肉，怎么都想不明白他怎么会有胃病。

这绝非个案，如果我们现在给全国的儿童做胃检，我相信患病人数会让很多人大跌眼镜。现在很多人年纪轻轻就有老胃病，其实他们是从儿童时期开始就落下了病根，日积月累，以至于30岁的人拥有50岁的胃。所以，如果你的孩子长期腹胀、腹痛、呕吐、厌食、消化不良、面黄肌瘦等，一定不要掉以轻心，最好送他们到消化科做系统的检查。

当然，胃病这种可能会纠缠我们一生的慢性病，没有人愿意自己的孩子从儿童时期就染上。那么家长就要努力做好预防措施，帮孩子远离胃病。一般来说，可以从以下几点入手：

首先是养成良好的饮食习惯。现在绝大多数孩子的营养都足够，有的家长却担心孩子营养不良以致给他们频繁、过量地补充高热量、高脂肪的食物，这样很容易给孩子的胃带来过大的负担。要给他们合理搭配膳食，让他们少喝冷饮、少吃快餐和油炸食品。当然，家长也要做好榜样，少吃零食，不挑食、偏食、厌食，免得给孩子带来负面影响。

其次是养成良好的卫生习惯。我们要注意食物、餐具的清洁，同时尽可能分餐进食，避免大人的幽门螺杆菌传染给孩子。要让孩子养成饭前便后勤洗手的习惯，帮孩子从小就养成规律排便的习惯。另外，让孩子爱上户外活动，这能加快胃肠道蠕动，促进消化吸收。

最后注意孩子经常会出现的各种各样的病痛。孩子头疼脑热时，很多家长会自己对症下药。但在给孩子服药时，除了要考虑孩子当前的症状，也要关心一下他的胃是否会受刺激。常用的解热镇痛药和抗生素对胃的刺激都很大，我们最好遵医嘱给孩子服用。

胃病患者为何越来越年轻化

我在接诊中明显感觉到，近十几年来，患胃病的年轻人数量逐年上升，大有取代老年人成为胃病大军主力的趋势。这可不是什么好现象，虽然反酸、胃痛算不上大问题，但年纪轻轻就染上胃病，日积月累，到年老的时候胃很可能会出大问题。

不仅如此，在我国，新出现的胃癌患者明显表现出年轻化的趋势。40年间，30岁以下年轻人患胃癌的比例，从20世纪70年代的1.7%已经升至如今的3.3%，几乎翻了一番。仅一年，我就遇到了4位年轻的胃癌患者，他们中有3位都还不到30岁，另一位也才30岁刚出头。

其中一位患者告诉我："我知道自己胃一直不好，最近几个月总疼，可是平时工作忙，胃疼的时候吃点儿止疼药也就挺过去了。但这次实在是太难受了，我原本以为会是胃溃疡，怎么就是胃癌了呢？"

这也正是很多年轻人罹患胃癌的重要原因——仗着自己年轻，为了生活和事业努力打拼，置身体健康于不顾。即便知道自己生病也一直拖着，以为不会有大问题，想着等事业有成了再好好调养。等到忍受不了的时候再去就诊，结果却往往已经酿成了悲剧。

当然，年轻人患癌症的毕竟是少数，大多数人都是慢性胃炎和胃溃疡，且以前者最为常见。只是我们应该知道，胃病的发展会经历一个从胃炎到胃溃疡最后到胃癌的阶段。如果胃炎患者不好好养胃，只会让病情一步步加重。

很多患胃病的年轻人的共同特点是，刚刚步入社会开始工作，事业还在起步阶段，经济压力和工作压力都比较大。而且由于工作不是特别稳定，很多企业也不能给员工提供较为完善的生活保障，他们的午餐往往是快餐盒饭，迅速吃几口就继续工作。如此营养不均衡、食物不健康、压力比山大，时间久了，罹患胃病的概率一定会增加。

除了这个原因之外，还有很多年轻人不喜欢自己动手做饭，经常在外就餐。一些小餐馆的卫生没有保证，人们食用后容易感染细菌，出现急性肠胃炎。加之，一些人喜欢吃烧烤、麻辣烫等街边小吃，这些食物虽然美味但不太健康，还是少吃为宜。

另外一个重要原因就是，很多年轻人经常要外出应酬，如果烟酒过量，就会给胃黏膜带来强烈刺激，导致胃黏膜出现损伤。这样不仅会引发各种胃病，还会让身体吸收更多的致癌物质，对健康产生很大的影响。

所以，年轻人别以为自己的身体是铁打的，可以随意损害。想要远离胃病，首先需要保证三餐按时按量。我知道对于很多上班族来说，想要做到这一点很难，但我们一定要有这个意识，努力让自己的饮食更有规律，同时在其他方面做得更好。比如，在进食的种类和方式上，我们要多吃一些养胃的食物，同时要细嚼慢咽，让食物尽可能变"细"，以减轻胃的负担。

如果我们吃饭的时间无法确定，应酬的烟酒也无法推掉，并且没时间去锻炼身体，那至少我们的心态是完全可以由自己调整的。长期的精神紧张和过度劳累，会让身体免疫力下降，不仅可能引发胃病，还可能导致其他各种疾病，所以年轻人一定要学会缓解压力，让自己的内心变得更强大。

最重要的是，不管工作有多忙、生活节奏有多快，如果明显感觉身体不适，不要一直拖下去，要早点儿去医院，多爱惜自己，身体会感激你的。

老年人养胃更重要

在很多人的认知里，胃病是老年人的常见病，为什么呢？随着年岁增长，我们身体的新陈代谢功能越来越差，速度越来越慢，尤其在消化系统方面表现得最为明显。年岁大了，牙齿会脱落，即便有假牙也会影响咀嚼功能。食物咀嚼得不充分，就给胃增加很多负担。同时，舌头的味蕾萎缩，分泌的唾液减少，也会给胃带来压力。再加上胃本身也在老化，因此特别容易患胃病。

而且，由于老年人身体各方面都容易出问题，所以他们服用的药物往往要比年轻人多很多。我们知道很多药都是伤胃的，老年人的胃老化程度本身已经相当严重，因此很容易出现胃病。

一般来说，老年人的胃病主要有慢性胃炎、胃溃疡、胃出血、胃癌等。不过跟年轻人不一样，老年人的胃病有它自身的特点。比如，年轻人的慢性胃炎往往是浅表性胃炎，而老年人的慢性胃炎往往是萎缩性胃炎。

这里我想要告诉广大老年朋友的是：一方面，因为岁数大了，我们的感觉较为迟钝，所以只要不舒服就一定要去医院检查，不要忍着、拖着。而且不管有没有自觉症状，都应该警惕自己是否有肠胃方面的问题，最好是能做胃检。另一方面，如果检查出来有胃病，也不要害怕，因为老年人患胃病的情况相当普遍，我们遵医嘱多注意就好。

首先是常见的萎缩性胃炎。事实上，人过中年，胃黏膜出现萎缩是相当普遍的现象，只是轻重程度不同罢了。并不是只要胃黏膜萎缩就会出现癌变，这只是一种难以避免的生理现象，所以我们先要消除恐惧心理。当然，对萎缩性胃炎也不应该完全不以为意，日常生活中我们要注意合理饮食，尽量避免胃黏膜过度受刺激从而引起癌变。

其次是老年人常见的胃溃疡。和年轻人不一样，老年人的溃疡病灶比较大，但疼痛不典型，没有那种上腹部的节律性疼痛。而且随着年龄的增长，溃疡的位置越来越高。由于溃疡位置比较高，所以容易被误以为是心绞痛等病症。

然而比较棘手的是，老年人除了有胃病之外，往往还有心脑血管方面的疾病。它们和胃病会相互影响，从而给诊治带来很多困难。比如，患有冠心病会让胃黏膜供血不足，让胃溃疡更难愈合，这也是要注意的。

老年人出现胃出血、胃穿孔、胃下垂等疾病的概率也非常高，病因一部分和年轻人一样，另一部分则是由年龄决定的。很多人年轻的时候就染上胃病，到年老时已经是老胃病了，日积月累的损伤让他们的胃更脆弱，对刺激也更敏感。

针对这些特点，老年人该如何对待自己的胃病呢？首先，也是最重要的，就是未病先防，这要靠健康的饮食习惯、科学的生活习惯和良好的心态来保证。每日荤素搭配、膳食平衡，加上适宜的体育锻炼和平和淡然的心态，就可以有效预防胃病。

其次，老年人和年轻人不一样，即便有了各种预防措施，也一定要坚持每年体检，以便及早发现尽早治疗，对任何消化道症状都不能坐视不理。

最后，老年人要对自己身体的各种疾病积极治疗，服用药物时也一定要谨慎，因为不管是疾病还是药物，都会加速胃老化。虽然很多老年人久病成医，对自己的身体似乎很了解，但还是不建议大家自己去药店买药，更不建议长期自行服药。我们要在医生的指导下帮助胃黏膜修复再生，这样才能让胃早日恢复健康，从而根治胃病。

胃药不能随便吃，里面学问多

有了胃病，自然要服药，这应该是大家的第一反应。没错，可是服什么药，怎么服药呢？胃疼就服止疼药，这是很多人的做法，反正家里有各种常备药，不管是斯达舒还是吗丁啉一应俱全，只要按照药盒上的适应证服用就好了。这样做真的没问题吗？估计你自己面对这个问题都会心虚，可是到底有什么危害，大家却并不清楚。

擅自服用胃药除了会损害我们的肾脏和神经系统之外，还会掩盖真实的病情。由于不同的胃病并非都具有典型的症状，所以不管是胃痛还是胃胀，都可能是多种疾病的表现。你能明确指出自己的胃痛代表什么病吗？如果不能，又怎么敢给自己开药方呢？这时候，还是不要太过自信，你未必是最了解自己身体的。

有人说，我不相信医生，总开一堆药，太浪费钱，我多问一些老病友不行吗？这种想法我能理解，但我并不建议大家这么做。同样的症状在不同的人身上，可能就是不同的病症。理论上，每个人的身体都是独一无二的，每个人的疾病也都需要个性化的治疗。你需要的是一个负责任、有经验的医生，别的患者的经验和自己的判断可以作为参考，但不能成为治疗依据。

比如，我有个患者经常胃疼，听同事说吃法莫替丁片效果不错，就准备了一些随身带着。喝酒吃饭的时候只要不舒服了，就来一片。可是，明明同事服用效果不错的药，自己吃了不但没用，除胃疼之外，还添了胃胀。这是什么情况？

这时候，他才不情愿地来医院检查。做了胃镜，发现他是胃溃疡，跟胃酸分泌没太大关系，应该服用保护胃黏膜的药物。可是法莫替丁的主要作用是抑制胃酸分泌，并不能有效保护胃黏膜。所以，他显然是吃错药了。

说这么多，我其实只想表达一个观点：不要不舒服就擅自服药，要弄清楚病因才行。即便弄清楚了病因，也不意味着你可以擅自服药。尤其是当你同时服用好几种药物时，各种不同的药物之间会发生化学反应，你如何判断哪些药物可以一起服用？

比如，你把吗丁啉和阿托品这两种常见胃药合用，那么两种药都白吃了，白白让胃受了一次伤。因为它们的药理作用正好是相反的。吗丁啉是促胃动力药，在努力促进胃蠕动，但后者会抑制胃蠕动。同时服用，让胃何去何从，到底是动还是不动？

即便医生明确告诉了你病因，并且给你开了药方，你还是要注意一些事项。比如服药时间和服药方法，都是有讲究的。任何工具只有掌握了正确的使用方法才能达到最佳效果，药物也是如此。

首先是服药时间，含有氧化镁、氢氧化镁、三硅酸镁等成分的药物是碱性的，主要作用是中和胃酸，它们在饭后1~3小时服用比较合适；法莫替丁、西咪替丁、雷尼替丁、奥美拉唑等抑制胃酸分泌的药物，在急性胃病期间可以早晚饭后各服用一次，在巩固治疗期间可以睡前服用一次；而胃必治、乐得胃、复方丙谷胺等保护胃黏膜的药物，适宜在两顿饭之间服用。

其次是服用方法，这里也有很多学问。比如，胃舒平、盖胃平为咀嚼片，嚼碎后服下效果好；西咪替丁最好与食物同时服用；阿托品等抗胆碱能药物单独服用的时候效果不够明显，可以跟胃舒平等含有抗酸剂的药物配合服用；含抗酸剂的药物如果疗效不好，需要做的是增加服药次数，而不是增加每次的用量。此外，药物每次的用量也是有讲究的，这个需要根据大家的体质和病情来判断，不能一概而论。

总之，我想提醒大家，有了胃病，是否要服药、应该服用哪些药物、服用多久，都需要遵医嘱。既要重视自身的感觉，也要借助医生的专业水准，这样才能安全有效地治疗自己的胃病，不至于延误甚至加重病情。

第四章

十四个养胃误区

对于在门诊遇到的被胃病折磨的患者，我除了给他们开药，还会叮嘱他们要好好养胃。很多人倒是有养胃的意识，可平时是怎么养胃的？民间流传着很多养胃的小知识，它们真的科学有效吗？这里我要谈谈养胃时普遍存在的几个误区，提醒大家在日常生活中多加注意，免得把胃越养越弱。

误区一：胃病不会传染

胃病也是一种传染病？严格来说，胃病不算是传染病，但胃病会传染。很多人对此表示惊讶，因为他们根本没有这个意识。所以在养胃的时候，他们只会注意对自身的调养，不知道自己的家人也需要调养。结果，他们自己在努力养胃，家人却在不知不觉中染上了胃病。

导致胃病传染的罪魁祸首是幽门螺杆菌。这种细菌的传染力非常强，不管是通过手，还是食物、餐具等，只要被污染，都会传染。如果粪便污染了水源，幽门螺杆菌还可以通过这种途径传染给他人。

现在很多人都有医疗卫生方面的常识，知道刺激性的食物不能吃、不可以让胃酸分泌过剩、饮食要规律等，所以很注意饮食、生活习惯的培养。然而因为不知道胃病可以通过幽门螺杆菌传染，所以很多人毫无防备，让细菌乘虚而入。

朋友曾经介绍了一位亲戚找我看病，这位女士一看就保养得宜，应该是一个相当讲究的人。当我告诉她诊断结果是慢性胃炎之后，她表示不解："我平日每餐定时定量，包括晚上喝多少红酒都有严格的规定，食物的荤素搭配也由专门的营养师制订，怎么还是有胃病了呢？"

我问她："您跟家里其他成员是分餐的吗？"她摇摇头。"那么，您的先生经常在外就餐吗？""是的，他应酬比较多，经常在外面吃饭。"这就是原因。一般来说，如果夫妻两人中有一个感染了幽门螺杆菌，另一个基本也会感染，所以她的先生极有可能也有胃病。后来她带着她的先生来检查，果然，他体内有幽门螺杆菌，并且也患有胃病。

我并不是说外面的就餐环境就一定恶劣到会让人感染幽门螺杆菌，只是我们普遍没有分餐以及使用公共筷子的习惯，吃饭时还喜欢相互之间夹菜，这些都容易使幽门螺杆菌在人与人之间传播。所以，幽门螺杆菌的感染有聚集性的特点，关系亲密的人之间往往是"同呼吸，共命运"的。

不过，也不是所有胃病都会传染，只有与幽门螺杆菌有关的胃病，比如慢性活动性胃炎、消化性溃疡、胃癌等才有可能会传染，而功能性消化不良、药物或酒精损伤引起的胃炎、应激性胃炎、胆汁反流性胃炎等都是不会传染的。

要想让胃病不传染给自己和家人，关键是切断幽门螺杆菌的传播途径。主要是在日常饮食中养成良好的卫生习惯，饭前便后洗手，尽可能选择分餐制或者使用公共筷子。另外，不建议大家口对口给婴儿喂食，这样容易把幽门螺杆菌等细菌传染给孩子。

而且经研究发现，幽门螺杆菌可在河水中存活3年。即便是在自来水里，它也能存活4～10天。所以，生水是不能喝的，生肉也不要吃，瓜果蔬菜一定要清洗干净再吃。

除了要注意卫生习惯之外，我们还要注意饮食习惯。比如，要少吃含亚硝胺的腌制食品等，它们和幽门螺杆菌一起会增加患胃癌的概率。

如果你已经感染了幽门螺杆菌，最好带家人也做个检查。如果你没有感染，一般来说，家人也是安全的，大家可以一起预防。

误区二：粥是最好的养胃食物

如果要列举出养胃小常识，"喝粥养胃"绝对算一个，这似乎已经成为深入人心的真理了。既然现在生活节奏加快，生活压力变大，食品安全问题频出，胃病又离得那么近，我们就要好好保养胃，帮胃减轻负担。很多人认为，多喝粥就好了。

喝粥到底能不能给胃减轻负担呢？喝粥是不是就比吃饭好呢？这需要辩证地分析。和吃油炸、烧烤的食物相比，喝粥能养胃。但和正常的米饭、馒头、面条、荤素菜肴等相比，粥对养胃的贡献并没大家想象得那么突出。举个最明显的例子，要是粥真的特别养胃，喜欢煲粥的广东人岂不是胃都特别好？可临床上的统计数据显示，广东人胃溃疡的发病率明显比北方各省市高。

为什么粥在养胃方面没什么贡献呢？这要从胃本身的功能说起。食物固然有软有硬，有好消化和难消化的，但经过牙齿咀嚼、唾液浸润，咽下之后，对胃来说已经没太大差别。因为胃酸是很强大的，甚至能把不小心吞进去的铁钉腐蚀掉。所以你吃的是米饭还是粥，它并不在意。对它来说，软硬不是问题，多少才更关键。

有人会想：我有胃病，自然要多忌口，多吃点儿细软的食物，所以还是喝粥比较好。我遇到的很多患者都是这么想的，因此他们会非常有毅力地坚持长期喝粥，还有人煞费苦心熬制各种"养胃粥"作为主食。结果如何呢？

给大家讲一个典型的例子。年轻的时候我没现在这么啰唆，不懂得向患者交代很多注意事项，我以为这些常识大家都懂，不必多说。刚开始上班我就遇到了一个反流性胃炎患者，经过一段时间的治疗和调养，她的病情得到了控制，恢复得相当不错。可是没想到过了几个月，她又来找我了。但不是来感谢我，而是她的胃病复发了。

怎么回事呢？原来，她觉得自己病刚好，胃一定比较虚弱，得想点法子多关心它。听说喝粥养胃，她就从网上查了些养胃粥的食谱照着做。喝了一段时间之后，她感觉不错，热乎乎的粥胃挺受用。于是她开始把晚饭都改成粥，这样还可以减肥，一举两得，多好。没想到，还不到半年的时间，胃病又犯了，而且明显感觉到体质下降。她很困惑，不是喝粥养胃吗，怎么反倒把胃病又喝回来了？

要说喝粥养胃，也不是没有道理。以前我们生活条件差，吃不饱也吃不好，所以患萎缩性胃炎的人比较多。萎缩性胃炎的特点是胃酸分泌不够，所以要喝粥。因为粥可以帮助胃消化一些粗劣的食物，所以人们说喝粥养胃。

但现在生活条件不一样了，基本上每顿饭都能吃得饱，而且下午茶、夜宵、小零食不断，这些都会刺激胃酸分泌。对于胃酸分泌旺盛的人来说，面条、馒头、包子等碱性的面食才是更养胃的。

至于我那个患者，她本身就患反流性胃炎，胃酸分泌过剩，因而不适合长期、大量喝粥。因为粥呈酸性，非但不能养她的胃，反而会给她的胃雪上加霜。而且，粥好消化，又不怎么需要咀嚼，那么口腔就不会分泌很多唾液。于是本该由唾液承担的那部分消化任务，就转嫁给胃了，这样并没有帮胃减轻负担。

再者，喝粥很容易饱，因为它能让胃迅速膨胀，会让胃的蠕动减缓，如果同时吃其他食物，就不利于消化吸收；如果不吃别的食物，粥总体来说成分比较单一的，容易让人营养不均衡，体质下降，必然也不利于胃的健康。

总之，粥能不能养你的胃，取决于你的身体状况，并不是所有人喝粥都可以养胃，也不是得了胃病就要长期喝粥。关键在于饮食要均衡，保证食物新鲜、干净、丰富，这样才能让身体的免疫力更强，让身体更健康。

误区三：喝牛奶可以治胃病

有胃病的人可能都有这种经验，胃酸胃胀，喝杯热牛奶，立马就舒服多了。于是，牛奶能治胃病的说法不胫而走。包括很多医生都认为，牛奶是碱性的，可以中和胃酸，所以对消化性溃疡的恢复是有帮助的。

实际上很简单，拿试纸测一下就知道了，牛奶不是碱性的，而是弱酸性或者中性的。况且，营养学中是根据食物在人体内代谢后的产物来对食物进行酸碱区分的。根据这种区分标准，牛奶是酸性的。所以，无论从哪个角度来看，牛奶都不能中和胃酸。虽说牛奶里面的磷酸钙是碱性的，或多或少能中和胃酸，但作用太微弱了，可以忽略不计。

热牛奶为什么会缓解胃酸胃胀呢？不是因为牛奶中和了胃酸，而是因为它稀释了胃酸。并且牛奶里面的蛋白质和乳糖比较丰富，能暂时在胃黏膜的表面形成一层保护膜，让胃感觉舒服点儿。但是，如果这时候你没有吃别的东西，胃可不一定会高兴。因为这层保护膜只是暂时的，稍过一段时间之后，就会促进胃酸分泌。临床实践证明，大量饮用牛奶后，胃酸分泌量会增加30%。如果这时候胃里只有牛奶而没有别的食物可以被消化，反倒会让胃部不适。这就是不能空腹喝牛奶的原因之一。所以，很多认为牛奶能中和胃酸的人要纠正一下自己的观念，牛奶非但在中和胃酸方面没太大作用，反倒会促进胃酸分泌。

而且，牛奶比粥省事，不用咀嚼，少了唾液的帮忙，胃的工作量就更大了。所以，关于牛奶是不是能帮我们治疗胃溃疡，一直是存在争议的。但无论如何，长期大量饮用牛奶肯定是不合适的。因为作为流质食物，牛奶很容易让人有饱腹感。总喝太多牛奶，你的胃就没有太多空间容纳其他食物。这种单调的饮食方式要是坚持下去，肯定会伤胃。

很多人喜欢早餐喝牛奶，这里再次提醒大家，牛奶不能空腹喝，因为7：00—9：00的早餐时间，是胃最活跃、精力最旺盛的时期，它已经做好准备帮我们好好消化食物了。因此，它蠕动得比较快。而牛奶是流质的，会让胃排空更快，来不及吸收营养成分。所以，早餐要喝牛奶，最好是配着吃淀粉含量比较多的食物，比如面包、馒头等，或者饭后再喝。

牛奶虽然能够暂时缓解胃部不适，但那一定是温热的牛奶。要是喝冰牛奶，反而会伤胃。和一切冷饮一样，冰牛奶进入胃里，会刺激胃收缩，不但不能缓解胃胀，反而让胃更疼了。

此外，还有一个广泛流传的观念，说是睡前喝杯牛奶，既能养胃又能安眠，所以很多人都在这么做。但对于身体健康的人，睡前2小时，最好不要再吃东西，不管是牛奶还是果汁，都一样会让胃分泌更多胃酸，从而有可能损伤胃黏膜。当然，这不是说晚上不可以喝牛奶，而是说不要在睡前空腹喝牛奶，可以考虑饭后1～2小时喝，这样才能既补钙又不刺激胃。

误区四：吃得好就等于在养胃

作为专治胃病的消化科医生，我常常会听到这样的感叹："以前我们生活条件普遍不好，吃的食物不像今天这样精细、种类繁多。现在，生活越来越好了，山珍海味都不在话下。吃了这么多营养丰富的食物，为什么患胃病的人反而越来越多呢？"

这个问题问得好，谁说吃得好就能养胃呢？"只求最贵不求最好"的心态本身就有问题，如果只是多花点儿钱也就罢了，但涉及补养身体，可就没那么简单了。你想当然地吃了很多自认为好的东西，却没能够给身体最想要的，这只是白费心思。

可是，山珍海味营养不丰富吗？人参、灵芝、冬虫夏草之类不是可以延年益寿吗？它们难道还不能养胃？事实上，所有的食材都有它存在的价值。食物的价值不在于它价格的高低，对身体的意义也与它的价格无关。即便是最简单、最便宜的食物，只要搭配得科学合理，照样会有很好的养生效果。即便是千金难求的贵重食物，你的身体不需要，它也照样不利于你养生。对于养胃，也是同样的道理。

想想看，古往今来，最有条件吃山珍海味的恐怕要数那些王公将相、达官贵人了，可是他们真的一个个都是大寿星吗？反观那些隐居深山、粗茶淡饭的人，大都比较长寿，为什么呢？

我不是说那些山珍海味吃了伤身体，而是说不能迷信"吃得好"。中医理论认为，药补不如食补，食补不如神补，神补不如锻炼。要想身体好，一来不能只靠食补，二来要调养脾胃，调养脾胃需要"节饮食"，而不是大肆进补。

宋代陈直撰写的《寿亲养老新书》，受到后世养生学家的重视。里面有这样几句话："安乐之道，唯善保养者得之。""一者少言语养内气，二者戒色欲养精气，三者薄滋味养血气，四者咽精液养脏气，五者莫嗔怒养肝气，六者美饮食养胃气，七者少思虑养心气。""人由气生，气由神往，养气全神，可得真道。"想要调养身体的人可以牢记这几句话。当然，今天我们只说"美饮食养胃气"。

山珍海味确实营养丰富，不管是山上的菌类还是海里的水产，都能抗癌、防癌。但我们都知道，海产品大都比较腥膻，不容易被消化，所以脾胃本身就有伤的人不宜多吃。否则不易消化，营养不能被吸收，还徒然给胃增加负担，导致腹胀、腹痛、呕吐，引发胃部疾病。

即便是胃肠很健康的人，食用山珍海味时也要注意。这些高蛋白的食物偶尔吃一些可以进补，但吃多了反而容易"动气"，伤了胃气也就容易生病。大家一定要记得，养胃，包括养生，最重要的是营养均衡，选择适合自己的食物，而不是一味进补昂贵的食材。

误区五：酸奶能杀灭幽门螺杆菌

之前我们已经讲过幽门螺杆菌的危害，它是很多胃病，包括胃癌发病的一个重要原因。该如何应对它呢？除了吃药之外，很多人也在试图寻找食物来应对它。于是，人们找到了酸奶。

酸奶的营养价值的确很高。早在20世纪初，科学研究就发现，长寿者都爱喝酸奶。酸奶里面有一种叫乳酸杆菌的酵母菌，这种细菌对人体健康非常有益。

一般来说，我们今天在治病时往往会使用大量抗生素，所以只要在疾病初愈阶段，由于受到抗生素的影响，胃肠内的细菌丛群基本上都会有不同程度的改变，很容易出现胃肠功能紊乱。这时候喝一些酸奶，可以补充大量乳酸杆菌，而乳酸杆菌这种益生菌的确能杀死一些有害细菌，对调节胃里面的细菌平衡是有帮助的。

要想杀死幽门螺杆菌，需要胃里面有益生菌。可益生菌有很多种，只有乳酸杆菌能对付幽门螺杆菌。为什么呢？因为乳酸杆菌有一个特点，它喜欢在我们的上消化道定居。我们的胃，就属于上消化道的一部分。乳酸杆菌能不断抢夺幽门螺杆菌的领地，能一点儿一点儿地驱逐幽门螺杆菌。

所以，说喝酸奶能杀死幽门螺杆菌也不算是空穴来风、毫无根据的。可是，如果本身已经是胃病患者，检查出体内有幽门螺杆菌，选择用酸奶来消灭它，可行吗？当然不可行。医学专家早已做过实验，不管是在人体内还是人体外，乳酸杆菌与幽门螺杆菌战斗的结果，始终都是不尽如人意的。

为什么呢？一方面，要想杀灭体内的幽门螺杆菌，需要大量的乳酸杆菌，而且需要充满生机的健康细菌。而我们每天能够摄入的酸奶量是有限的，也不能保证酸奶中的乳酸杆菌都有良好的活性。除非喝数十斤酸奶，否则乳酸杆菌的数量是不足以与顽固的幽门螺杆菌抗衡的。另一方面，我们的胃酸会不分好坏地杀死一切细菌，乳酸杆菌也难逃这一命运。这样一来，乳酸杆菌更没有足够强大的力量来对付幽门螺杆菌了。

所以，要想治疗胃病，是不能依赖酸奶的，它最多可以起到辅助作用。国外在治疗幽门螺杆菌时，常常会配合使用一些乳酸杆菌片。对于消化道溃疡患者，我建议适量喝点儿酸奶；而胃酸过多的患者，还是不要喝酸奶了。

而且大家要注意，对杀灭幽门螺杆菌有帮助的，一定是发酵活菌酸奶，它里面才会有大量的活体乳酸杆菌。为了保证乳酸杆菌的活性，酸奶是需要冷藏的。如果有人怕凉，那么最多只能给它放在温水中缓缓加温，记住水温一定不要超过45℃。等到感觉酸奶不那么冰冷了，就可以饮用。千万不要把酸奶像牛奶那样加热饮用，否则就会把酸奶中最有价值的乳酸杆菌杀死。

另外，和牛奶一样的是，酸奶也不能空腹喝。因为胃酸的杀菌功能是很强大的，空腹喝酸奶，乳酸杆菌很难逃脱被杀死的命运。所以，饭后2小时左右喝比较合适。这时候胃酸被食物稀释过了，酸碱度比较适合乳酸杆菌存活。

误区六：粗粮养生也养胃

现在人们的生活条件好了，日常主食大都以精细可口的米面为主。于是，不管是医生还是营养师，都开始提倡大家吃点儿粗粮。什么是"粗粮"呢？主要是玉米、小米、紫米、燕麦、荞麦、高粱米等谷类以及各种豆类。

粗粮当然不是那么好吃的，不过它们对身体有益。它们虽然本身营养价值不高，但能够降低胆固醇，帮助我们避免"富贵病"的出现；而且含有丰富的纤维素，可以帮助我们缓解因食物过于精细而出现的便秘等症状。

可是，粗粮养生，它们养胃吗？答案是否定的。所以，如果我们本身有胃病，在吃粗粮的时候就要多加注意；否则，一不小心就走入了养胃误区，得不偿失。那么，粗粮为什么不养胃呢？主要有以下原因，我们分别来看。

首先，粗粮虽然含有丰富的纤维素，能够促进肠胃蠕动，但它们本身很粗糙，不好被消化。胃肠功能弱的人，本身消化能力就差，再吃点儿粗粮，带来那么多食物纤维，会给胃增加很多负担，很有可能让它不堪重负。

尤其是燕麦、高粱这种质地比较硬的粗粮，对于胃溃疡或者胃里有糜烂现象的患者，更是雪上加霜。如果胃溃疡患者长期大量食用这些粗粮，极有可能加重病情，甚至出现溃疡出血的严重后果。

正因为这样，不管有没有胃病，老人和小孩都是不适合吃粗粮的。这与他们消化器官的特点有关。老人是因为胃肠消化功能减退，而小孩是因为消化功能尚未完全发育成熟，所以食用大量粗粮会让他们的胃负担太重。而且，由于粗粮本身营养成分不高，吸收利用率也比较低，容易让老人和孩子出现营养不良的情况。

其次，有些粗粮消化之后的产物，并不利于养胃。比如，在艰难的消化过程中，小米和玉米等粗粮会产生一些酸性物质。如果本身胃酸就较多的患者，食用后胃里容易发酸甚至反酸，严重者甚至会胃痛。而豆类这些粗粮，吃了之后会产生气体，容易让人消化不良。

那么，是不是有胃病的人就不能用粗粮养生了呢？这倒也不是，只是要更小心一些。最常用的办法就是"粗粮细做"。粗粮不好被消化，我们就想办法让它好消化一些。比如，我们可以把豆类做成豆浆、把谷类煮成粥，这样做虽然通便效果差了些，但至少对胃没那么刺激。

一般来说，患普通的浅表性胃炎等不太严重的胃病，还是可以吃粗粮的，只是要根据自己的症状选择适合自己的粗粮。比如，反酸的患者尽量别吃小米，胃黏膜受损较严重的患者要少吃糙米、燕麦和高粱米。

最后，我还要提醒那些没有胃病的人，不要以为粗粮好就把它作为主食。除非是糖尿病患者等特殊人群，否则粗粮在你的餐桌上永远都只能处于配角的位置。不要让粗粮中的纤维素帮自己过度清理肠胃，这样带来的结果只会是对胃黏膜的物理性破坏，到时候后悔也晚了。

误区七：夏吃姜，胃健康

关于生姜，民间的评价相当高，自古以来就有"生姜治百病"的说法，我们也常常会听到"冬吃萝卜夏吃姜，不劳大夫开药方""冬吃萝卜夏吃姜，一年四季保健康""常吃生姜，不怕风霜""饭不香，吃生姜"等说法。

在中医里，生姜的确是一种常用的药材，它的功效很多，这里我们主要讲它对胃肠等消化器官的作用，以及它与胃病的关系。

为什么要"夏吃姜"呢？因为夏天天气热，人体分泌的津液，包括唾液和胃液都会减少，所以人们容易食欲缺乏，不想吃东西。这时候吃点儿生姜，就可以刺激消化液的分泌，增加食欲。而且夏天气温高，细菌大肆繁殖，生姜可以帮我们杀菌。

同时，生姜还可以帮我们治疗胃溃疡。中医会让大家拿生姜煎水服用，它能减轻疼痛，让反酸现象有所缓解。但是，大家需注意，它只能暂时帮我们缓解症状，绝大多数情况下都是不能根治的。也就是说，疾病被抑制之后很容易复发。所以，我并不建议大家自己用生姜治疗胃病，免得反反复复，延误病情。

虽说生姜可以作为健胃的食物用来和胃，但如果你是胃病患者，它对你并不是只有好处的，还会伤害到你。很多人都有经验，生姜红糖水可以暖胃，胃不舒服喝一碗，马上就可以缓解症状。这种方法偶尔用一次倒也无妨，但长期喝肯定是不可以的。

为什么呢？刚刚我们讲过了，生姜之所以能刺激食欲，是因为它可以刺激胃黏膜分泌更多胃酸。食欲缺乏的时候需要它，可如果本身胃酸已经分泌过多了呢？这时候再让胃分泌更多胃酸肯定是不合适的。所以，并不是我们在家里备好生姜，就不用怕胃病了。

没有胃病的人是不是就可以用生姜养胃呢？还是那句话，要按自己的体质来，适合自己的才是最好的。生姜固然有千好万好，它也不适合所有人。比如，阴虚体质的人是不能吃生姜的。因为他们本身已经阴虚内热、内火偏盛，再吃生姜，只会生热损阴，对身体有百害而无一利。

关于这个问题，我经常会给学生讲这样一个案例：有一位患者，自述经常手脚心发热，手心爱出汗，爱喝水。可是尽管喝了很多水，还是感觉口干舌燥，而且眼睛和鼻子也很干，睡眠质量还不好。显然，他这是燥热体质，典型的阴虚。

可是，他偏偏还喜欢吃姜丝肉。听说生姜是个宝，他就更是让这道菜成为餐桌上的常客了。我告诉他，赶紧忌口，不要再整天吃姜丝肉了，生姜只会加重他阴虚的症状。要多吃滋补肾阴的食物，把生姜换成白木耳、豆腐、猪蹄、鹅肉等食物，对他的身体更好。

此外，生姜还有一个美名是"呕家圣药"，治疗恶心、呕吐有奇效。那么，是不是所有胃病引起的呕吐都可以用生姜来治疗呢？肯定不是的。生姜只对受寒引起的呕吐有效，至于其他类型的呕吐，它就没办法了。

不管怎样，生姜都属于辛辣刺激性的食物，肯定不是多多益善的。大家要记住一点，生姜性温，味辛，属于热性食物。到底应不应该吃生姜，吃多少合适，还要根据我们自身的体质来决定，决不能自以为生姜对身体好就长期大量食用。

误区八：喝热水、热汤能暖胃、养胃

在我很小的时候，就常听家里老人说"食管喜凉胃喜热"。这句话让我印象很深刻，因为我有个疑问："这可怎么吃东西啊？食管喜欢凉的，胃喜欢热的，谁有本事让食物在食管里冰冰凉，然后到了胃里又滚滚烫？"拿这个问题问大人，也没有结果。

应该如何解决这个矛盾呢？我们是为了胃牺牲食管，还是为了食管不顾胃呢？这个问题一直困扰着我。直到长大之后学了医，我开始从专业角度重新审视这个问题。严格来说，这句话是不准确的，但它也不是无稽之谈。如果总是喜欢吃滚烫的食物，会极大地增加患食管癌的风险。而胃，并不喜欢冰冷食物的刺激。

但是大家注意，食管不喜欢滚烫的食物，并不意味着它就只喜欢冰冷的食物。而胃不喜欢冰冷的食物，也不意味着它就喜欢滚烫的食物。所以，这句话并不矛盾，只是不够准确，如果改成"胃喜温"就更切合实际了。

我常常会告诉患者，每天早起喝一杯温水对身体很好，既有助于排毒也能养胃。但一定要注意是温水，水温不可以太热，也不能太凉，最好在30～45℃，这样与人体的温度比较接近，就可以很温柔地把还在休息的胃唤醒，提醒它要准备工作了。如果能够坚持这样温胃养胃，时间久了，对身体大有好处。

但如果这杯水是冰水，喝完之后就容易打嗝。为什么呢？这是因为胃受寒了。如果这杯水是滚烫的热水，且不说食管有多不喜欢滚烫的温度，就是胃也不喜欢。想想看，正处于休眠状态的胃突然被滚烫的热水唤醒，这对胃的刺激是不是太强了？胃的机能调整需要过程，不管是冰水还是热水，给它过分强烈的刺激都是不好的。

我身边有不少男士，特别喜欢喝滚烫的水或汤。要是大冬天还比较好理解，喝点儿热水暖身，可是夏天他们也喜欢喝滚烫的水，非要感觉滚烫的水从喉咙一路流到胃里才浑身舒服。为什么呢？这些人多半是胃寒，所以喜欢用热水暖胃。

可是，我不鼓励这种做法，暖胃可以选择有温胃功能的食物，而不是靠热水取暖。一杯热水下去，胃倒是立马暖了，效果立竿见影，可是你知道吗，总这样做有可能喝出癌症。

我们都知道广东人喜欢煲汤，煲的汤营养丰富，但许多人喜欢趁热喝，这不仅让他们食管癌的发病率居高不下，而且还大大增加了患胃癌的风险。因为滚烫的食物，不管是多么名贵的茶水还是多么营养的汤羹，都会损坏食管黏膜和胃黏膜。

一般来说，我们的胃黏膜和食管最多只能忍受60℃的温度，超过了这个温度，口腔到胃的消化道黏膜都会受伤。只是偶尔喝点儿滚烫的热汤也就罢了，如果养成了习惯，胃黏膜始终在受伤，旧伤还没好又添新伤，能不得胃病吗？！

所以，从今天开始，我们要树立一个观念：胃不喜欢热，它只喜欢温热。喝汤最好不要超过50℃。即便是胃寒的患者或者是正常人在冬天，最多让口腔感觉温暖就可以了，不要试图用滚烫的食物暖胃、养胃，那样做只会伤了胃。

误区九：少食多餐是养胃的好办法

"得了胃病就少食多餐，这样养胃"，我相信这种说法已经广为流传、深入人心了。很多患者来看病时都说，他们之前的医生叮嘱他们一定要"少食多餐"，这样做到底对不对呢？

我们先来说说为什么要"少食多餐"。它的初衷是避免患者一次性吃的东西太多，让胃压力过大，因为一些胃肠功能本身就很虚弱的胃病患者需要给胃减负。同时，吃东西的时候食物会中和胃酸，可以帮胃溃疡患者"止痛"。因此，以前的医生都认为少食多餐对胃病的恢复有帮助，所以经常给患者提这种建议，渐渐地似乎也成了常识。

但现在医学界一般认为，"少食多餐"的说法是不正确的。因为只要食物进入胃里，胃就会分泌胃酸，而且会持续分泌2~3小时。每吃一次东西，不管吃多吃少，都会刺激胃分泌胃酸。如果"多餐"，就意味着分泌胃酸的次数增多，对溃疡病并没有什么帮助。所以，现在医生基本只会建议患者不要吃得太饱，但也不要感到饥饿，定时定量才最好。

大家可以想想看，现代人的胃本来就已经过于忙碌了，除三餐之外还有下午茶、夜宵，很多女孩子更是小零食不断。假设我们的胃是一台发动机，你让它不停地运转，没有休息的时间，还能有利于其休养生息吗？

而且，就如同没有包治百病的灵丹妙药一样，也没有适用于所有症状的养胃方法。胃病分为很多种，不同类型的胃病要有不同的应对措施。如果说急性胃炎和浅表性胃炎、萎缩性胃炎在发病期间可以少食多餐，以减轻胃的负担，那么处于慢性胃炎恢复期的患者和胃溃疡患者就不应该这么做，正确的做法是一日三餐，定时定量。

但这也不是绝对的，就拿胃溃疡患者来说，如果有呕血，别说多餐了，连三餐也不能吃，需要暂时禁止吃东西才行。因此，到底应该怎么吃，还要根据具体病情来分析，千万不要把"少食多餐"当作养胃的金科玉律抱着不放。

以上说的是有胃病的人群，那么没有胃病的想要养胃的人群则最好做到三餐定时、饥饱均匀、定时定量。违背了这些原则，就不利于养胃。那么你分析一下少食多餐是养胃的好办法吗？这个问题的答案不是绝对的。如果你能做到让"少食多餐"也定时定量，并且注意食物内容，它还是可以养胃的。

比如，除正常的三餐外，可以在上午和下午甚至晚上，各自加入简餐。注意，它们不是正餐，所以不需要吃太多东西，只需要一些简单的水果、奶、蛋就可以。这样可以避免因为正餐的时候太饿而一下子吃太多东西。

所以，很多道理对不对，要看我们如何运用。在中医理论中，养生最高的原则是遵循自然规律，不要过多地进行人为干涉。该吃饭的时候吃饭，吃得适量，餐数也适量，才能让身体得"中正之气"，从而健健康康。

误区十：多吃花生能养胃

民间有很多治疗胃病的土方，吃花生就是其中一个。早在明代的时候，花生就成了中药的一种。《本草纲目拾遗》中说花生"悦脾和胃，滋养调气，润肺化痰"，而且它好吃，这么好吃的中药，当然受欢迎。于是，花生养胃的名声广为传播。

可是，花生怎么吃也是有讲究的。《本草纲目拾遗》接下来还说："花生本有涤痰之功……世俗以火炒食，反能生痰。"即能够"悦脾和胃"的是生花生或者水煮花生，而炒着吃就容易生痰、上火。那么，只要是吃生花生，就可以养胃了吗？

一次宴会上，我看到一位新结识的朋友在吃饭的间隙，时不时地从口袋里掏出花生大嚼。是满桌子的菜肴都不合他的胃口吗？一个大男人这样做看起来终究是有点儿怪异。果然，还没等到我发问，就已经有人问了："你特别喜欢吃花生吗？""不是，花生养胃。"他笑笑说。

这就是了。难怪他吃的不是我们常常用来下酒的油炸花生，也不是女孩子爱吃的各种口味的花生制品，而是生花生。可是问题在于，这种方法真的有效吗？

"我觉得挺有效果的。胃疼的时候，吃把花生就不疼了。而且花生本身不是营养丰富吗？慢慢我也就养成了这种习惯，时不时会吃点儿生花生。"他跟大家解释道。

实际上，吃生花生养胃是一种普遍的误解。如果你把花生换成开心果、腰果，换成面包、馒头，也会有同样的效果。缓解疼痛的，是"吃东西"这个行为，而不是"花生"的功效。

之所以吃了花生感觉胃没那么疼了，是因为吃进去的花生在胃里中和了胃酸，让胃溃疡、胃酸过多的患者感到舒服。但这和吃馒头、面包没太大区别，能够中和胃酸的食物有很多，花生并不是那么特殊。

花生虽然营养价值很高，可是作为坚果，它是很难被消化的。

难消化的食物，基本上都是不利于养胃的。尤其是牙不好的老年人或者吃东西过快的人，在吃花生的时候没有充分咀嚼，那么进入胃里的就是各种带棱角的花生块。我们都知道，花生块是很坚硬的，虽然胃酸消化它没问题，但在蠕动的过程中，这种硬块对胃黏膜势必会有伤害，还有可能让胃病患者加重病情。所以，即便要吃花生，也一定要尽量嚼烂。

而且，我们都知道花生含有大量的不饱和脂肪酸，不管什么脂肪，在消化它的时候都需要胆汁进行乳化。吃太多花生，会给胆带来更大负担，而且分泌的胆汁太多，还有可能出现胆汁反流性胃炎，这就吃出了胃病。

容易腹泻、消化不良的胃病患者也不适合经常吃花生。原因还是花生含有高热量、高蛋白、高脂肪，不好被消化，容易加重病情。

当然，这并不是说我反对大家吃花生，跟很多食物一样，适量的生花生会有一定的养胃作用，但对于胃病患者就不一定了。我只是想告诉你们，别盲目听信别人的方子，每一种方子都有它的适应证，并不是放之四海而皆适用的。自己到底适不适合吃花生，应不应该多吃花生，还要根据自己的情况审慎判断。

误区十一：得了胃病就得与辣"绝缘"

要想养胃，就一定要尽量少吃或者不吃刺激性食物。所以，要养胃就得拒绝辛辣，这似乎是连小孩子都懂得的真理，没什么好讲的。可事情往往就是这样，在我们以为最简单、最无可辩驳的地方，总是大有学问。

如果你认为养胃就得戒辛辣，那么请回答一个问题："常言湖南人不怕辣、四川人辣不怕、贵州人怕不辣，那这些省份的人是不是人人都有胃病？"显然不是的。他们的胃病发病率，并不比饮食清淡的江浙地区高。这是为什么呢？

首先我们要承认有体质上的原因。一方水土养一方人，这些地区的饮食习惯中嗜辛辣，也是为了满足温胃驱寒的实际需要。但从理论上说，任何食物都有它的益处。对于到底该怎样养胃，不同的医生必然会存在不同的意见。但不管怎样，我们都要承认，任何食物都一样，只要使用得当，都会给我们带来益处。辣椒虽然是刺激性食物，但对胃也不是全然只有伤害的。

有患者找我看病时，自述嗜好辣椒，他认为，这是自己患胃病的原因："我一直喜欢吃辣椒，明知道对胃不好，可就是忍不住要吃。"即便是一些吃了数十年辣椒、新得胃病的人也这么认为。可是，如果辣椒真的那么伤胃，怎会要花几十年的工夫。事实上，他们患胃病另有原因，辣椒并不是罪魁祸首。

以前人们普遍有一个误解，吃辣椒能刺激胃酸分泌，加重胃肠疾病。但最近的研究发现，辣椒中的辣椒素非但不会刺激胃分泌更多胃酸，反而会抑制胃酸分泌，是有助于预防甚至治疗胃溃疡的。

由于辣椒的刺激性会促进身体分泌更多的肾上腺素，这种激素能提高我们的新陈代谢能力。这也意味着，它能使胃黏膜的血流量增加，促进胃黏膜的更新与再生。所以，对于有浅表性胃炎的患者来说，辣椒可以帮他们保证胃黏膜细胞的完整与健康，从而有利于预防胃溃疡的出现。当然，如果已经是胃溃疡患者，在发病期间，尤其是出血期间，暂时是不应该吃辣椒的。

我们都知道，辣椒能开胃，促进食欲，所以它有健胃、助消化的功能。对于吃饭不香的人，在食物中加入辣椒，可以让他们更有食欲。而心情，对消化功能也有很大影响。如果胃受寒了，感觉肚子疼、呕吐或者腹泻，就可以适当吃点儿辣椒来养胃。

虽然我们一般吃的都是烹制熟了的辣椒，但我还是要提醒大家，尽量不要吃生辣椒，因为它里面的辣椒素含量太多。加热做熟之后，辣椒的刺激性会减少一些，不至于对胃造成过分刺激。

当然，这个世界上的任何食物吃得过多都是不行的，辣椒也一样。即便是一日三餐都要有辣椒的川湘籍人士，也不可能每天只吃辣椒不吃别的。过量食用辣椒，尤其是本身就阴虚火旺者，容易在大辛大热的作用下出现各种火热症状，所以还是应该有所节制。

误区十二：服胃药可以保护胃

有不少患者来找我开药的时候是这样说的："医生，我没胃病。这不，刚才别的科室的医生给我开了这么多药，我怕吃了伤胃。您帮我瞧瞧，这些药应该配上哪些胃药服用才能不伤胃？"按理说，这些人保护胃的意识是很好的，没有自己去买一堆胃药乱服用，而是找专科医生帮忙确定，这值得称赞，但这种观念是否就正确呢？

如果大家还记得之前的内容，就应该有印象，阿司匹林等消炎镇痛药是相当伤胃的，但这也并不意味着在不得不吃它们的时候，就需要同时服用一些保护胃的药。为什么呢？一来，如果不是需要长期服用，剂量不大的药物是不太会对胃造成实质性伤害的。二来，即便是保护胃的药也有可能会伤害到胃和其他脏器。

胃药不就是保护胃的吗，怎么还会伤胃？很多人会有这样的疑惑。如果说"是药三分毒"这个回答不能让你满意，那我们来详细看看为什么。

西医把我们常用的胃药分为制酸剂、抑酸剂、抗幽门螺杆菌药、胃黏膜保护药、促胃动力药等。一般来说，出现胃灼热、胃胀气、消化不良等所有与胃酸分泌有关的病症，我们都可以服用中和胃酸的制酸剂，这可能是最常用到的胃药了。这些制剂的成分不同，有铝盐的、镁盐的、钙盐的，还有铝镁混合的。

这些化学成分固然能达到其原本的药效，但同时也是一把双刃剑。比如，铝盐的制剂容易让人便秘，而镁盐的制剂容易让人腹泻，那些含有碳酸氢钠的胃药倒是能够迅速中和胃酸，可是也很容易导致胃胀气。这意味着它们必然会对胃的正常工作产生一些不良影响。而且，还有一些胃药容易伤害别的脏器，比如含大量钠盐的胃药，对肾脏和心血管不太健康的人来说可能会有消极作用。

所以，临床上只有那些需要常年服药的慢性病患者，或者本身就有胃病的患者，我才会给他们酌情开一些胃药，以减轻对胃的刺激。而且我会建议他们先服用胃药，半小时或者一小时之后，再服用别的药。

为什么我说那些没有擅自加服胃药而是找专科医生咨询的患者值得称赞呢？因为他们这样做会避免出现很多麻烦。要知道，药里面的化学成分在被消化的过程中是会发生反应的。胃药可能会与治疗其他疾病的药物相互作用，影响身体对药物的吸收。举个最简单的例子，胃药经常会让某些肠溶药还没来得及进入肠道就在胃里提早分解，从而失去效用。

如果服药期间，你感觉胃部有明显不适，而且可以确定是由服药引起的，这时候应该到医院就诊，并且告诉医生你正在服用哪些药物。有必要的话，建议你咨询不止一位医生，以便帮你判断是否需要服用胃药。我的原则是能不吃药就不吃，能少吃药就少吃。不仅仅胃药如此，其他药也一样。

误区十三：服胃药的时候要多喝水

每次给患者开完药之后，我都会叮嘱他们每一类药的具体服用方法。服药最好用温开水，尤其是胶囊类药物，这已经是常识了。但服药的时候一定要多喝水，这是正确的吗？

胃药就像那些苛刻而任性的人，相当挑剔，即便是喝水量对其效果的影响也相当大。而且它们的性情还不同，有的喜欢"多喝水"，有的喜欢"少喝水"，甚至有的喜欢"不喝水"。我们得顺着它们的性子来，才能给胃更好的呵护。

先来说哪些药喜欢"多喝水"。一般来说，除了指明要少喝水的那些药物之外，大多数药物在服用的时候都需要多喝水。一方面是喝大量的水使人更容易吞咽药物，另一方面是喝大量的温水可以帮助胃肠溶解吸收药物，而且能减轻药物对胃黏膜的刺激。这些胃药的作用，基本上是以中和胃酸为主的，多喝水可以帮助稀释胃酸。

其次是喜欢"不喝水"的胃药。它们主要是治疗胃溃疡的，也就是保护胃黏膜类的药物。如果你大量喝水，就会降低药效，甚至让药失效。为什么呢？

大家应该知道，一些止咳类的药物，比如止咳糖浆等都很黏稠，喝完之后可能特想喝点儿水清清口，但是不能。因为这些黏稠的药物可以黏附在咽喉部位，这样才能保证药物的有效成分能够直接作用于生病的位置，迅速消炎，如果喝很多水把它们冲下去，药效会大打折扣。

服用这些胃药为什么不能多喝水？也是同样的道理。一般来说，治疗胃溃疡的药物大都含有硫糖铝和氢氧化铝，通常会被制成混悬剂。它们一进到胃里，就会迅速变成无数极难溶解的细小颗粒，像天女散花一样散落在胃黏膜上。这样一来，这些粉末覆盖在表面，就能保护受伤的胃黏膜不再遭受胃酸的侵蚀、刺激性食物的刺激，给予时间和空间让胃慢慢恢复健康。

但如果你服药的时候喝了过多的水，会出现什么结果呢？大量的水在胃里，会让很多粉末悬浮在水中，这样散落在胃黏膜上的药物颗粒就会大大减少，从而直接影响它们的保护作用。除非要求嚼碎吞服的药，其他药让大家服用的时候不喝水是不太现实的，只能要求大家尽量一口水送服。而且，不仅仅是服药的时候不能多喝水，刚服完药也不行，否则就会把刚刚形成的这层保护膜冲掉，徒劳无功。

服了治疗胃溃疡的药就不能喝水了吗？当然不是。服完药差不多半小时，即粉末颗粒形成的保护膜基本稳定后，就可以放心喝水了。而且，这些药往往是要吸收体内水分的，所以在服药两小时后，还是建议大家多喝水。

这类胃药在服用时是最排斥大量喝水的，其他药物还比较宽容。有些药物会在说明书上详细注明应该少喝水，但保险起见，如果医生没有主动告诉你，大家还是要多问一句，以免影响药效。

误区十四：饭后服药不伤胃

除了向患者交代每类药是否需要多喝水之外，我还会告诉他们服药的具体时间。当然，服药的具体时间需要靠患者自己掌握。身为医生，我有义务告诉大家每类胃药在什么时候服用能达到最好的药效，同时对胃的伤害最小。

之前我们已经说过，西医把我们常用的胃药分为制酸剂、抑酸剂、抗幽门螺杆菌药、胃黏膜保护药、促胃动力药五类。其中胃黏膜保护药在服用时不可以大量喝水，其他药倒是对喝多少水没太多要求，但它们对服用时间是有要求的。

第一类是制酸剂。这类药物主要用来中和体内过多的胃酸。比如我们常见的胃舒平、胃必治、胃得乐、盖胃平等，最好是在吃完饭1～1.5小时服用。因为这类药在胃里面待的时间长短，跟胃排空的速度有关。胃排空得越慢，它们在胃里待的时间越长，药效就越好。如果空腹服用制酸剂，胃蠕动过快，半小时就能把药物赶到小肠去。如果在饭后1小时以上服用，它们就能在胃里待3～4小时。而且，如果感觉效果不明显想要加服时，不能增加每次服药的剂量，但是可以增加服药的次数。比如，饭后1小时服一次，3小时可以加服一次，睡前也可以加服一次。

第二类是抑酸剂。它们是目前治疗胃病最常用的药物，主要作用与制酸剂相似，优点是不良反应小、疗效持续时间长。

这类药物有很多，比如雷尼替丁、法莫替丁、西咪替丁、罗沙替丁、尼扎替丁等，以及奥美拉唑、兰索拉唑、雷贝拉唑等。前面一类是组胺受体拮抗剂，它们餐前餐后服用都可以，但为了养胃可以在饭后马上服用；至于后面一类，它们属于质子泵抑制剂，被吸收的时候容易受到食物的干扰，所以要空腹服用。还要提醒大家，这类药应该整片吞下去，不能掰开服用。

第三类是抗幽门螺杆菌药。临床上，我们一般会用奥美拉唑或丽珠得乐等，加上阿莫西林、甲硝唑等抗菌药来对付幽门螺杆菌。奥美拉唑和丽珠得乐也要空腹服用，因为它们属于胶体铋制剂，只有与胃黏膜直接接触才能见效。至于杀菌消炎药，甲硝唑适合饭后服用，阿莫西林什么时候服用都没问题。

只是大家要注意，千万别为了增强疗效，将奥美拉唑和丽珠得乐一起服用。如果一定要同时服用，就服用完一种再服用另一种。

第四类是胃黏膜保护药。它们也适合在空腹的时候服用，这样那些雪花式的粉末才能均匀分布在胃黏膜上。而且，为了让那层保护膜充分发挥效用，服药后不要走动，最好是安静地躺15分钟。

第五类是促胃动力药。比如胃复安、吗丁啉等，它们在饭前服用比较好。饭前半小时服用了促胃动力药，在这半小时里它会慢慢发挥效用，等到吃东西的时候，胃正好可以利用药效充分蠕动。

说了这么多，大家应该明白为什么我会一再向患者强调服药方式。很多时候药效不明显，未必是没有对症下药，而是服药的时间和方式不对。所以千万别小瞧这些细节，是早日康复还是拖成老胃病，可能就取决于它们。

第五章

吃对药不如吃对食物，食物养胃更健康

前面我向大家介绍了正确养胃的吃饭原则，只要你能够坚持，相信你的脾胃已经开始得到初步的"照顾"了，一些由饮食不规律所造成的肠胃病也减少了。但是，要想真正养好胃，还需要靠正确的饮食来进行调理。所以，从这一章开始，我将给大家讲一些特别实用的食疗养胃原理和方法，让我们一起把自己的胃养得更加强大。

药食虽同源，但食疗比药疗更养胃

中医认为，脾胃是人体的后天之本，通过调理饮食来保养脾胃是很好的养生方法。我们常说"药食同源"，食疗可以通过饮食来影响人体内各方面的功能，从而使身体达到一种健康的状态，因此也能够预防并治疗疾病。也就是说，食物不仅可以为我们提供身体所需要的营养物质，还可以帮我们祛除疾病。

从中医角度来说，食疗就是寓医于食，实际上是中医知识与日常饮食结合的产物。中医说"药疗不如食疗""是药三分毒"，因为食疗比较安全，不良反应少，所使用的都是我们日常生活中常见的食物，只需要在一日三餐的食材中做一些调整就可以达到调理的效果。这比起昂贵的医药费就显得太有优势了，而且不用承担药疗的痛苦，适合老百姓的日常养生。

我一直倡导食疗，所以给患者开方子时，常会介绍给他们几种食疗的东西，比如百合、黑芝麻等。尤其是老年人，他们的体质更适用食疗的方法。人岁数大了，五脏六腑的功能会渐渐衰弱，气血耗损严重，脾胃功能也远不如年轻人，因此食疗比药疗更能适应他们的体质，也不容易产生不良反应。

有患者跟我说，他知道食疗重要，但是不知道哪些有效哪些没效。食疗听上去给人的感觉是博大精深，但其实咱们平时做饭常用到的山药、枸杞子、韭菜等都有滋补的属性，都可以达到食疗的效果，或者去火安神，或者养胃，这是一个循序渐进改善体质的过程。

当然，食疗也不是万能的，同样有一些需要注意的地方。首先就是不能偏食，中医讲究以五味代表各种食物及它们的特点，苦辣酸甜咸，我们都得吃，每一种食物都需要，而且不同食物的摄入量应当是均衡的，不然会直接影响身体健康，严重的还会得病。其次就是饮食有节，节就是节制的意思，既要对摄入量有所节制，也要因特殊情况而具体安排，比如孕期、病中的饮食都是要多加考虑的。

不同的茶，养不同的胃

很多人有喝茶的习惯，喝茶对肠胃的消化的确有不错的效果。通常来说，胃不太好的朋友饮用淡茶、红茶等含碱性物质比较少的茶，可以有效地消炎并保护胃黏膜，对溃疡也有一定疗效。

肠胃不好最适合喝红茶，红茶具有养胃护胃的功效。不像绿茶，红茶是经过发酵烘制而成的，茶多酚在氧化酶的作用下发生酶促氧化反应，含量就没那么多了，对胃部的刺激性也会随之减小。红茶不仅不会伤胃，反而能够养胃，平时喝点儿加糖或牛奶的红茶，对肠胃的养护很有效果。

另外，对于肠胃不好的人来说，多喝普洱茶也是不错的选择。普洱茶性温和，具有暖胃、减肥、降脂、抗衰老等功效。普洱茶是所有茶叶中含茶多酚最多的一种，而茶多酚具有养颜、提高皮肤抗氧化水平的作用，是皮肤的有效保护剂。而铁观音、龙井、毛尖等绿茶性寒凉，虽然减肥防辐射效果较好，但是肠胃不好的人尽量少喝。

胃不好的人喝了凉性的茶容易滞气，引发胃疼。"中性"的大麦茶就是很好的选择，既能带来茶的清爽口感，又不会过凉。尤其在秋天的时候，胃病患者可以多喝点儿大麦茶。夏天的时候，多喝大麦茶可以补充身体流失的水分，也会避免喝纯净水导致的胃酸不适。还有一个必喝大麦茶的场合就是聚餐的时候，大麦茶有去油解腻的功效，但不至于太"刮胃"。因此，家里常备一些大麦茶是不错的选择。

除此之外，我还要给大家推荐一些在家里可以做的药茶，可以尝试喝喝看。

1. 绿梅茶

材料： 绿萼梅6克，绿茶3克。

做法： 用沸水冲泡即可，经常饮用。

功效： 疏肝理气，和胃止痛。用于肝气胃痛，脘胀不舒，不欲饮食。

2. 梅花茶

材料： 白梅花10克。

做法： 用沸水冲泡，代茶饮。

功效： 开胃解郁，理气散结。用于肝胃气滞，胃脘疼痛。

3. 香橼茶

材料： 香橼片6克。

做法： 将材料研成粗末，用沸水冲泡，代茶饮。

功效： 疏肝理气，和胃止痛。用于肝胃气滞，脘腹胀痛，嗳气欲呕。

4. 山楂麦芽饮

材料： 山楂15克，炒麦芽10克，红糖适量。

做法： 将材料加水煎煮取汁，加红糖，代茶饮。

功效： 消食化积，和胃止痛。用于食积不化，胃脘胀痛，嗳气厌食。

茶虽有益，但浓茶伤胃。浓茶喝多了会导致胃黏膜缺血，破坏胃黏膜的保护功能，从而促成胃溃疡的发生。茶叶的提神效果不错，但它含有咖啡因，会让胃兴奋起来，使胃酸分泌增多，而胃酸多了对肠胃来说肯定不是好事。

很多白领不吃早餐，空腹喝一杯浓茶，用来提神通便。但实际上，这样并不能起到提神通便的作用，对身体也不好。早晨胃内残留物基本排空，空腹饮浓茶，不仅会引起肠胃不适，食欲减退，还可能损害胃黏膜，引起慢性胃炎，甚至可能破坏神经系统的正常功能。

一般来说，正常人每天喝清淡的茶或者中等浓度的茶，一杯水放

3克茶叶就够了，每杯茶冲泡大约3次比较合适。对于女性来说，在经期、孕期、临产期和哺乳期更是不能喝浓茶，茶多酚、浓茶里的大量鞣酸、高浓度的咖啡因等成分对这四个时期的女性来说绝对是百害而无一利的。

所以喝茶是有讲究的，平时应多喝养胃的茶，可以自己做一些留着冲泡，以此来更好地养护自己的肠胃。

面食是对胃最好的食物

我们每天吃饭都离不开主食，但是主食究竟吃什么好，恐怕了解的人就不那么多了。从养胃的角度，我建议大家日常多吃面食，少吃米饭，这两者的区别还是很大的。

面食是对胃最好的食物，面是暖性的，容易消化，还可以暖胃，通常北方人比南方人爱吃面食；米饭属于寒性，吃多了会造成胃酸过多，这也是胃不好的人要少吃米饭的主要原因。而且米饭比面食硬，对于消化不太好的人来说，吃一顿米饭可能就会直接引起胃部不适。

很多上班族，一日三餐比较随意，中午吃饭的时候叫个外卖，配一份米饭，急急忙忙吃完赶工作，其实这样对胃是非常不好的。快餐店为了节省成本，所用的大米不能保证质量，如果米饭再做得不够软，对肠胃的刺激就会很大。肠胃不好的人一般胃酸过多，经常反酸，所以平时就应该多吃面食，面食能稀释胃酸，其中的碱还能中和胃酸。

有一次与朋友一起吃饭，他吃了一点点就饱了，我一想这不是他原本的饭量啊，就问他："你是不是胃不好了？"朋友说："是呀，最近胃口特别不好，稍微多吃一点儿就胃胀，感觉胃总不舒服。"这个朋友平时吃饭不太注意，常吃一些不好消化的、比较坚硬的食物，而且不怎么咀嚼，主食也基本以米饭为主，很少吃面食。我告诉他一定要注意，以后饮食以软的、易消化的为主，细嚼慢咽，多吃面食。

我们大家都应该在吃饭的时候细嚼慢咽，注意不吃坚硬的食物，慢慢地养成习惯，就算没有胃病，对胃多加养护也是好的。胃病是一种慢性病，不可能在短期内治愈，食疗就是靠"养"，从改变日常生活习惯开始。这里给大家尤其是胃不好的人的日常饮食提几个建议：

首先，多吃煮得很软的面条，软馒头也可以，米饭，尤其硬米饭少吃为好。对于胃酸分泌过多的人来说，多吃馒头、包子、面条等面食，可以让胃的酸碱达到平衡，这样对胃的保养大有裨益。

其次，吃饭可以配汤，也可以喝熬煮时间比较久的稀饭。但不管吃什么，都一定要记住细嚼慢咽，这样会减轻胃的负担。平常吃饭最忌讳的就是把饭和汤大口大口地吞下去，这样饭进到胃里后还是一粒一粒的，容易导致消化不良。

最后，饮食要规律。很多人之所以有肠胃问题，就是因为饮食不规律，没有节制。遇见好吃的、喜欢吃的就大吃一顿，遇到不合胃口的饭就不吃，宁愿饿一顿。这样下去肠胃功能肯定会紊乱，慢慢地胃肯定会出问题。饮食要有节：一个是要规律，一日三餐按时吃；另一个是要有节制，五谷杂粮都得吃，七八分饱就可以。这样对肠胃是一种保护。

给自己做一杯养胃饮料

很多人爱喝饮料，平时喝橙汁，夏天热的时候喝可乐、果汁等，其实饮料对胃的刺激直接且很大。随着生活节奏的加快，人们常常忽视自己吃的以及喝的东西，外面卖的饮料会掺杂色素等成分，并不能保证健康，如果肠胃本身就不好，倒不如自己在家做一些养胃的饮料。

从养胃的角度来说，胃不好的人应该戒烟、酒、咖啡、浓茶、碳酸性饮品、酸辣的刺激性食物，这些都是最伤胃的，却是很多人都不注意的。胃的脾性喜暖恶寒，自己做饮料包括日常饮食都要注意到这点。这看起来简单，但是做起来不容易，特别是酷暑，很多人就做不到少吃冰激凌。除了冰的东西以外，其他寒凉的食物像绿豆沙也不宜多吃。

自己在家里做饮料，要尽量选择新鲜的蔬菜水果，这样的果汁含较丰富的维生素。秋冬季节比较干燥的时候，来一杯果汁可以护肝养胃。不同的蔬果汁，营养成分也是不一样的，像梨汁可以润肺、芹菜汁可以润肠通便。它们都有自己的特点，我们可以按照自己的需求来调配。

自己做果汁需要注意以下几点：

第一，混合果汁不一定好，不是所有的蔬菜水果都可以搭配在一起吃，有些水果含有破坏维生素的物质，一起搭配反而不如单独吃。比如胡萝卜、黄瓜、南瓜，用这一类蔬果榨汁的话要单独制作。

第二，蔬果汁的食材要选择新鲜的时令蔬菜。大棚菜或者是冷冻的蔬果由于存放的时间久或者在冰箱里放的时间太长，维生素的含量就会逐渐减少，对身体反而不好。

第三，蔬果的外皮也含营养成分，榨汁时可以不用去皮。比如苹果、梨这些水果的果皮完全可以留着，不过要确保清洗干净，避免农药残留。注意榨出的汁不要过滤，果蔬渣中也含营养成分。

胃病是一种慢性病，不可能在短期内治好。食疗的良方就是从生活习惯的改良中获得的。下面推荐两款对胃比较好的、用常见的材料做成的果汁，大家别怕麻烦，尝试一下。

1. 香蕉苹果橙子混合果汁

材料： 香蕉1根，苹果1个，橙子1个，蜂蜜1勺，冰水半杯。

做法： 苹果洗干净，削皮，去掉果核，切成小块，浸泡在清水中。橙子剥皮，把果核清理干净。香蕉去皮后切成数段。将所有备好的材料与蜂蜜、冰水一起放入搅拌机搅拌成汁即可。

功效： 美化肌肤，养护肠胃，畅通肠道，对便秘者友好。

小窍门：

①苹果切开后，最好先泡在清水里，不然果肉会慢慢变黄，影响口感。

②香蕉要买熟透的，不要买生硬的，做果汁的时候再剥开，不然也会变色。

2. 蜂蜜芹菜苹果汁

材料： 芹菜叶50克，苹果1个，蜂蜜适量。

做法： 芹菜叶洗干净后切成小段，苹果洗净后去果核切小块。将二者放入搅拌机，加500毫升水，搅拌成汁。喝时加入蜂蜜，用量视个人情况而定。

功效： 具有很好的降压效果，对有高血压的老年人来说效果更好，还可清肠道、养肝、安神。

小窍门：

①水不要加太多，吃的就是芹菜的原汁原味。

②最好用香芹而不是西芹的叶子，这样更能保证味道的浓郁。

治胃胀的好食材——橘子、白萝卜

很多人都有胃胀气的问题，有的人不了解自己的肠胃，常跟我说是肚子疼，吃完饭后打嗝，吃不下饭，没有食欲。其实这种情况就是胃胀气，通常还会出现嗳气、腹泻，饮食也不正常。

胃胀气的原因有很多，消化不良是其中一个。有的人本身体质就差，胃动力不足，吃的东西刺激性大或者吃多了不消化就会胀气。胃肠功能紊乱，废气在肠道里堆积着，也会出现胃胀气的现象。还有一个原因是胃酸过多，胃酸过多容易产生二氧化碳，这也是总胀气、打嗝的原因。

当然，胃胀气和饮食习惯也有很大的关系，有的人喜欢边吃饭边说话，张着嘴咀嚼；有的人喜欢狼吞虎咽，大口大口地吃；还有的人喜欢边吃饭边喝汤，导致吃多或者吃撑。这些都很容易造成消化问题，引起胃胀气。

从食疗的角度看，缓解胃胀气最主要的食疗材料就是橘子和白萝卜。白萝卜是通气的，可以下气、消食润肺、利尿通便、疏通肠道。而且白萝卜是日常生活中很常见的食物，从临床实践上来说本身是有药用价值的，生活中也常用它来助消化。

俗话说"冬吃萝卜夏吃姜"，但其实不一定非得冬天吃萝卜，平时多吃对身体也有很大好处。我们难免会出现一些消化不好、胃胀气的情况，多吃白萝卜就能得到缓解。

白萝卜排骨汤

材料：排骨500克，白萝卜1个，姜片、葱段、盐、鸡精、胡椒粉、酱油、料酒、植物油各适量。

做法：

1. 将排骨清洗干净，剁成小块，白萝卜洗净后去皮，切成滚刀块。

2. 把剁好的排骨放入大碗中，加入盐、鸡精、胡椒粉、料酒、酱油腌制10分钟。

3. 备好砂锅，放入清水和白萝卜块，大火煮开备用。

4. 另起一锅放植物油烧热，将腌好的排骨倒入，翻炒至变色没有血水，然后倒入烧开的萝卜汤中，再放入姜片、葱段，烧开后转小火煲20分钟左右，放入盐和鸡精调味即可。

功效：消食健胃，理气化痰。白萝卜下气消食，排骨补虚强筋，二者一起炖，味道鲜美不油腻；萝卜中含有较多的纤维和水分，还有保健美容的功效。

注意：白萝卜不宜与胡萝卜、橘子、柿子、人参、西洋参同食。如果正在服用其他药物，不要选择这道汤。

我们再来说橘子。橘子可以理气除胀，早在《本草纲目》中就有橘子"下气快膈"之说。对于气滞型腹胀、食滞型腹胀，用橘子煎汤或者泡水喝都很有效果。

很多人都爱吃橘子，其实橘子算是一味很好的中药，它的果皮、果核、络、果肉都能入药。这里需要说说咱们平时吃橘子的误区。

首先，很多人吃橘子时，都会习惯性地把橘瓣外那些白色的筋络扯得一干二净，还觉得那些筋络不能吃。其实，这种吃法反而是不对的。橘瓣外白色的网状筋络和果肉一样，都是很好的东西，它们可以通络化痰、顺气活血，对人的身体非常有益。另外，这些筋络对其他一些慢性支气管炎、冠心病也很有效果。

其次，吃完橘子后，很多人习惯把橘皮留着泡水喝，认为可以燥湿化痰，保健防病，其实这是非常不正确的。陈皮才有理气调中、燥湿化痰的功效，但陈皮并不是鲜橘皮，它是用成熟的橘皮经过晒干后制成的。鲜橘皮含挥发油较多，不但不具备陈皮那样的药用功效，而且泡出的水挥发油气味强烈，还会刺激肠胃。

橘肉带筋络直接吃掉即可，至于橘皮，这里给大家推荐一款橘皮茶饮。

橘皮茶

材料：橘子皮、生姜、去皮大枣各适量，绿茶1包。

做法：

1. 把所有材料都放入锅里，用中火熬煮5分钟。
2. 煮好的茶过滤后直接饮用即可。

功效：促进消化，消滞，开胃。

助消化的好食材——山楂、番茄

现在的生活节奏比较快，很多人在饮食上都不太规律，消化不良就是最常见的一个反应。不光是肠胃消化系统衰弱的老年人，很多年轻人同样容易消化不良。喜欢吃刺激性较强的食物，喝浓茶、浓咖啡，不规律地吃饭，经常吃撑，还没有时间运动，这些都会导致消化不良。

　　平日饮食要多加注意，工作之余也要多做运动。除此之外，不妨吃点儿新鲜山楂和番茄。山楂和番茄味道酸甜，而且都有开胃健脾和消腻滞的作用，上班族可以买一小袋放在办公室，饭后嚼两颗。有时候，中医开的药方中也有山楂。从中医的角度来看，山楂可以消积化滞、活血化瘀，含很多营养物质，能够促进胃液分泌，对于消化不良的人效果常常很明显。山楂的药用价值很高，家里常备一些，有人肠胃消化不良就吃几颗山楂，酸酸的，很有效果。

　　一般老年人更适合多吃山楂，山楂可以扩张血管、降血压、调节血脂和胆固醇含量。山楂酸酸甜甜的，爽口助消化，对于年轻人来说可防衰老。

　　话说回来，山楂好吃，可是不宜多吃。特别是孕妇，最好不要吃山楂。因为山楂活血通瘀，还会收缩子宫，对孕妇将起反作用。

　　为大家推荐一款简单好做的山楂水。

山楂水

材料：山楂、冰糖各适量。

做法：

1. 将山楂清洗干净，去果核。

2. 锅里放水，烧开后放入山楂，煮5分钟关火。

3. 然后加入冰糖闷一会儿，这样的山楂颜色鲜红好看，山楂肉也会更加入味。

　　注意：做出来的山楂水和果肉都很美味，冷热皆宜。水量不宜太多，是山楂分量的一倍即可。

　　除了生吃和泡水外，山楂还能被制成很多山楂制品，比如山楂片、果丹皮、山楂糕、果脯、山楂酒等，其中山楂片和果丹皮是最普通、最流行的品种，平日也可以多吃一些。

番茄也一样。番茄里含有的苹果酸和柠檬酸能够促进胃液的分泌，有助于消化，调整肠胃功能。一般过年过节的时候，一家人聚在一起，饭桌上基本都是大鱼大肉，吃多了会给肠胃增加负担，这时候吃点儿带有番茄的菜就可以缓解。

很多人喜欢吃番茄酱，其实在饭桌上，番茄也可以成为主菜。凉拌番茄、番茄炖牛腩、番茄炒鸡蛋、番茄排骨汤等，都是餐桌上的常客。番茄做菜不但味美营养、健体抗衰，还能帮助消化，特别适合与荤菜搭配。

番茄排骨汤

材料：排骨块500克，番茄250克，番茄酱40克，姜片少许，料酒、盐各适量。

做法：

1. 将排骨块泡在清水里，去除血水，洗净备用。

2. 将洗好的排骨块汆烫2分钟，捞起后用凉开水冲去血水。

3. 汤锅中加入开水，放入姜片、排骨块、料酒，炖1小时左右至排骨块烂熟为止。

4. 加入番茄、番茄酱、盐，再炖一会儿就可以关火盛出了。

注意：炖排骨的时候，盐要后放，否则排骨不易炖烂。这道汤不必放花椒和八角，姜片和番茄就可以起到去腥提鲜的作用。

治腹泻的好食材——苹果、杨梅

腹泻也就是我们常说的拉肚子，平时吃坏了东西会拉肚子，肠道感染了、着凉了也都会有腹泻的现象出现。一般我们会认为拉肚子不是大病，也就不加注意，其实这对肠胃也是一种损伤。平时多吃一些苹果、杨梅，对治疗腹泻会很有效果。

小孩子会经常腹泻，但是不能随便吃止泻药，于是很多妈妈只能干着急。腹泻除了会影响孩子对食物中营养物质的吸收外，还会消耗孩子体内储存的营养物质。如果长期腹泻，就会造成营养不良，使孩子身体瘦弱，免疫力降低，从而更加容易感染各种疾病。既然孩子不能使用药物直接治疗，不妨尝试一下食疗方子，民间就有用苹果做的食疗方子，能够很有效地治疗小儿腹泻。

1. 苹果汤

材料：苹果、蜂蜜各适量。

做法：将苹果去核，切成丁状，放入小锅，加入少量沸水，小火煮六七分钟。等到汤汁微黄后，直接装进奶瓶中，直到温度适宜加入蜂蜜，就可以饮用了。

注意：苹果汤酸甜可口，很多孩子都喜欢喝。一天可以让孩子多喝几次，腹泻情况慢慢就会有所缓解；在食用煮熟的苹果时，不宜加蔗糖调味，因为蔗糖可能会加重腹泻。

2. 蒸苹果

材料：苹果适量。

做法：将苹果洗净切成两半，去果核。将苹果放入锅里，连着果皮蒸软，然后晾凉，直接用勺舀着喂给孩子。

注意：蒸苹果含一定量的钙、磷、铁、胡萝卜素等，有生津开胃及止泻的功效，味道酸甜可口。

对于生理性腹泻或普通肠道不适，选用这两款食疗方效果明显。如果是病毒性或细菌性腹泻，这两款食疗方就不建议作为治疗首选，只可以作为辅助治疗。

除此之外，杨梅治疗腹泻也有独特的功效。杨梅能涤肠胃，对一些细菌感染类的腹泻有抑制作用。此外杨梅果肉中含有的纤维素能够很好地刺激肠胃蠕动，促进体内有害物质的排泄，有助于排毒养颜和减肥。不过杨梅虽然有诸多好处，可一旦吃法不当，则有可能止泻不成反而引起腹泻。一般我们买的杨梅没有果皮而且是经过人工采摘的，上面有不少灰尘和细菌，直接吃难免会引发肚子不适，所以吃前最好用盐水浸泡5~10分钟，过后将水滤干。这样一方面可以洗掉一些脏东西，另一方面可使杨梅的口感更好。

此外，专家还提醒，长毛、发黑、腐烂的杨梅千万不要吃，否则很可能会引起腹泻。有些人多吃杨梅后会发生牙齿酸痛，一般情况下不用治疗，嚼嚼茶叶就可以减轻牙齿的酸痛感。

我常给患者推荐的是杨梅泡酒，比较简单实用，没有特别的要求。一般都是把吃不完的杨梅拿来泡酒，买的时候最好选个头小颜色深的品种，野生的更好，这样能保证口感。

杨梅酒

材料：杨梅350克，白酒500毫升，冰糖100克，盐水适量。

做法：将挑选好的杨梅用盐水浸泡15分钟后，再用清水洗净沥干，取冰糖备用。将洗好的杨梅放至通风处自然晾干。把晾干的杨梅按一层杨梅一层冰糖的顺序放入可密封的玻璃容器中，注意要轻拿轻放。在放好杨梅和冰糖的玻璃容器中倒入白酒（选用45度左右清香型纯粮酿造的白酒），白酒要没过杨梅2厘米左右，然后把盖子拧紧密封好，放置于阴凉通风处。每隔三天可摇晃一下瓶子，酿制一个月左右就可以喝了。

注意：杨梅酒在暑期可以祛暑，被酒泡"熟"的杨梅对夏季腹泻还有特别的疗效，每次吃1~2颗即可。

健脾胃的好食材——大枣、山药

我们常听人说"大枣治百病"。有人听了心里就有疑问：大枣真能治百病吗？现在的医学这么发达，很多病还都治不好，难道区区几个枣就能治好吗？大枣虽没有那么万能，但你也可别小看它。在中医里，大枣是一种药引，对于日常生活中很多疾病都有食疗的功效。

有时候一些患者体虚贫血了，只要不太严重，我就会建议他们多吃枣。

大枣最重要的功能是补气养血。一般来说，如果在过度劳累的情况下，身体常常疲乏无力，吃几颗大枣就会觉得体力有所恢复。因为大枣中含有大量的糖类物质，主要是葡萄糖，可以增强人体耐力，达到抗疲劳的效果。

对于贫血的患者来说，长期食用大枣也能起到改善贫血的作用。大枣含有的成分非常丰富，它的补血效果是一些药物比不了的。女性多吃大枣还有美容的效果，所以我常建议女性以及病后体虚的人多吃大枣滋补身体。

大枣对强健脾胃的效果很显著，有些人脾胃功能弱，消化不好，可以通过吃大枣来调理。对于脾胃虚弱、腹泻、体虚乏力的人，每天吃5颗大枣，能补中益气、强健脾胃，达到增加食欲、止泻的功效。下面给大家介绍三种大枣的常见吃法。

1. 健脾益胃大枣茶

材料：大枣适量。

做法：将大枣用温水泡10分钟左右，再用清水洗净；支上铁锅，放入大枣，用小火炒到发焦的程度停火，将大枣冷却后放入瓶中保存即可。

注意：很多人喜欢直接用大枣泡水喝，其实这样大枣里面的很多营养物质很难出来。因为大枣的皮质比较硬，经过炒焦炒黑后，能够将大枣中的大部分养分溶于水中，发挥出健脾益胃的功效。

2. 大枣薏米汤

材料：大枣10颗，薏米20克，白果15克，桂圆肉15克，鹌鹑蛋6颗，红糖适量。

做法：将备用材料洗净，白果去壳去皮，鹌鹑蛋煮熟去壳备用；将大枣、薏米、白果、桂圆肉一起放入锅中煮40分钟，再加入煮熟去壳的鹌鹑蛋煮半小时，依个人口味加入适量红糖即可。

注意：这道汤可以安心养神，强健脾胃，还可以光洁皮肤，减少粉刺、痤疮，可经常服用。

3. 银耳大枣冰糖汤

材料：银耳2个，大枣8颗，冰糖10粒。

做法：将银耳在清水中泡发，大枣洗好备用。砂锅烧水，水热后放入泡发的银耳，同时加入冰糖。炖2小时左右，直至银耳汤黏稠，放入洗好的大枣，继续炖1小时就可以了。炖好的银耳大枣汤放冰箱里，随时都可以喝，且冷热均可。

注意：大枣不宜早放，否则汤里会有一股怪怪的酸味；冰糖和银耳同时放，炖出来的银耳就是甜的。

除了大枣，强健脾胃的还有山药。山药性平味甘，对于补脾养胃、生津益肺很有疗效，一般有脾虚、胃口不好等问题者都可以食用。山药为补中益气药，具有补益脾胃的作用，特别适合脾胃虚弱者进补前食用。

　　孕妇多吃山药也很好，不仅能补气健脾，还能补充蛋白质。不过山药本身没什么味道，很多人嫌太清淡，喜欢蘸着白糖吃，孕妇最好不要这样吃。

　　山药营养丰富，含有的物质对脾胃消化吸收很有效果，也是老百姓常吃的食疗佳品。山药饱腹感较强，减肥的女性可适当多吃。吃山药还可以促进肠胃消化吸收，促进肠蠕动，预防和缓解便秘。

　　下面是两款山药类的粥，平时可以做一做。

1. 山药羊肉粥

材料：鲜山药200克，羊肉、粳米各150克。

做法：先把山药去皮切成小块，羊肉去筋后切块，备用。粳米下锅，加入适量的水开始煮，等到米开花时，先下羊肉。煮沸后继续煮十几分钟再下山药，煮到汤浓肉香即可。

注意：这道粥有滋阴养血、健脾补肾的功效，可作为食疗补方，尤其适宜儿童、老年人以及体虚气弱的人。但是要注意不能吃发芽的山药，以防食物中毒。

2. 山药大枣糯米粥

材料：山药200克，糯米40克，大米60克，大枣10颗。

做法：大枣提前用水浸泡，山药洗净去皮切小块，糯米和大米淘洗干净。锅里放凉水，把备好的糯米、大米、山药以及大枣放进去。盖上锅盖，焖煮50分钟即可。

注意：大枣和山药都有强健脾胃的功效，可以同时服用，这款粥就很适合脾胃虚弱的人服用。

天然的胃菜——甘蓝

甘蓝是常见的蔬菜。很多人不了解甘蓝，不知道其实甘蓝有"天然的胃菜"这样的美誉。甘蓝中含有的大量纤维素，可以增强我们的胃肠功能，促进肠道蠕动。对于胃溃疡患者来说，甘蓝可以保护并修复胃黏膜，是很不错的食疗蔬菜。

甘蓝是世界卫生组织曾推荐的最佳蔬菜之一，也被誉为"天然的胃菜"。甘蓝含有大量水分和膳食纤维，可以促进我们的胃肠消化，促进肠蠕动，防治便秘。

甘蓝对减肥也很有帮助。甘蓝的热量很低，所含的糖分也很低，因此能够稳定血糖水平，而且饱腹感很强，可以达到减肥的目的。

甘蓝的食用方法有很多，榨汁、清炒都很不错。我常常推荐给患者的是以下三类做法。

1. 甘蓝汁

材料： 甘蓝半个，白糖适量。

做法： 将甘蓝清洗干净后，用冷开水冲洗，放置一旁晾干；再把甘蓝放入榨汁机，加入纯净水榨成汁，然后依照个人口味添加白糖。

注意： 甘蓝汁清热散结，利尿解毒，适用于预防胃癌，有胃痛习惯的人可经常饮用。

2. 拌紫甘蓝

材料： 紫甘蓝500克，尖椒50克，白糖200克，白醋100克，辣油、香油、盐、蒜各少许。

做法： 将紫甘蓝和尖椒都切丝。将紫甘蓝丝和尖椒丝放到水里清洗。将白糖、白醋、辣油、香油、盐、蒜放入小碗中调汁。把调好的汁洒在切好的菜丝上，然后拌匀即可。

注意：肠胃不好的人、胃溃疡患者要多吃甘蓝菜；将甘蓝与蜂蜜混合每天食用，可以很好地促进溃疡愈合。

3. 素炒紫甘蓝

材料：紫甘蓝1个，干辣椒、生抽、盐、鸡精、植物油、淡盐水各适量。

做法：将紫甘蓝掰开后，用淡盐水浸泡片刻，清洗干净切成细丝，沥干水分；炒锅烧热后，倒入植物油烧热，然后放入干辣椒，煸香后捞出；放入紫甘蓝后，用大火翻炒，一定要迅速翻炒均匀，然后倒入适量生抽；继续翻炒均匀后，倒入盐、鸡精，翻拌均匀即可。

注意：紫甘蓝最好生食，比如拌沙拉。如果要炒食，就要急火重油，翻炒后迅速起锅。

补气血的好食材——羊肉、牛肉

从中医上来讲，羊肉补气血，肺虚最相宜。羊肉性属温热，可以补中益气，安心止惊，开胃健脾。羊肉含的钙质、铁质都很高，吃羊肉对肺结核、气管炎、哮喘和贫血、产后气血两虚及虚寒证最为有益。若患上气管炎咳嗽和伤风咳嗽，只要喝羊肉汤就能减轻或痊愈，因此我们常认为羊肉是秋冬季节进补的佳品。

羊肉的做法有很多，以炖、焖、涮、爆、烤最常见。每种做法都有自己的特色，所含营养成分也不尽相同。

炖、焖、蒸能保留原汤原汁，最大限度地保证营养成分不丢失，滋补效果最佳；很多人不喜欢羊肉的膻味，涮着吃就可以减轻膻味；爆炒能发汗，以葱爆羊肉为代表，有益气补虚、温中暖下的作用，还能发汗解毒；烤、炸因为油大，烹饪温度过高，营养损失也最严重。

羊肉性温，吃时最好配些凉性、平性的蔬菜。说到羊肉的"绝配"，非萝卜莫属。一方面，荤素搭配能补充人体内需要的各种蛋白质；另一方面，萝卜性寒凉，能润燥清火、去油腻，有助于消化。

萝卜羊排汤

材料：羊排肉500克，白萝卜300克，葱、姜、料酒、植物油、花椒、盐、味精、葱花各适量。

做法：

1. 羊排肉洗净，沥水后切成块。葱、姜洗净，分别切段、片备用。

2. 在羊排块里放入料酒、姜片抓匀，腌渍半小时。白萝卜洗净，去根须，切成块，留待备用。

3. 锅内倒植物油烧至六成热，放入葱段煸香，放入腌渍好的羊排块，大火翻炒过油。

4. 汤锅内倒适量清水，大火烧开后放入羊排块，等到锅开沸腾后撇去浮沫，放花椒去腥，用小火焖煮2小时。

5. 放入白萝卜块后继续焖煮1小时，加盐、味精，撒葱花即可。

注意：羊肉不宜与南瓜、西瓜、梅干菜同食；不宜边吃羊肉边喝茶，吃完羊肉后马上喝茶。

除了羊肉外，牛肉也是餐桌上必不可少的一道美食。从中医上来说，牛肉味甘，专补脾土，能补脾胃、益气血、强筋骨，一些中气不足、气血两亏、体虚久病、颜面苍白的人，尤其适合多吃牛肉。

吃牛肉在搭配上很有讲究。牛肉的吃法非常多，比如最简单的萝卜炖牛腩、咖喱牛肉。如果从食疗的角度来说，牛肉与不同的食材搭配就有不同的功效。比如牛肉配番茄，就是很不错的补血养颜、美容护肤食品。牛肉中含有的丰富优质蛋白，可以改善血虚。牛肉单吃或配枸杞子、桑葚等，能够改善肾虚引起的脱发；配合黄芪，补气效果最好；配合山药，能强健骨骼。

除了牛肉外，牛筋也是不可多得的好东西。它可以强筋健骨，特别适合腰腿疼痛的老年人或骨折后的患者，对于手脚麻木、腰腿疼痛等症状有非常好的食疗作用。给老年人补身体，多炖一些牛肉会很有疗效。

土豆炖牛肉

材料：牛肉500克，土豆250克，姜、葱、花椒、八角、盐、味精、植物油各适量。

做法：土豆去皮，洗净后切成块。牛肉洗净后，用清水浸泡备用。牛肉切块，用开水烫一下捞出。姜切片，葱切段。锅内加植物油烧热，放牛肉块炒去水分，再加入水和调料（盐除外）。大火烧开，然后将浮沫撇去，转小火烧至八分熟时，放入土豆块。土豆入味软烂后，加盐出锅即可。

健胃的小人参——胡萝卜

说起胡萝卜，可是菜场超市最常见的蔬菜。别看它貌不惊人，却素有"小人参"之称，又有健脾和胃的功效，所以成为百姓餐桌上常见的一道菜。

我们日常习惯以炒、烧、炖、煮这几种方式来做胡萝卜，当然生吃口感也不错。煲汤也可以放入胡萝卜，味道鲜美。但是一般来说，为了保证胡萝卜素的完整，我建议大家炖着吃。生吃口感虽然不错，但是不易消化，且吸收率低。

胡萝卜补脾健胃，宽中下气，消热解毒。这里有两个简单的小方子分享给大家：其一，将胡萝卜捣烂取汁，一天分次饮用，对于高血压患者有很好的降压效果；其二，煮熟的胡萝卜还可以拌着蜂蜜吃，可以治疗便秘。

另外，平时吃胡萝卜也有五个要点需要注意：

1. 胡萝卜素容易被酸性物质破坏，所以烹饪的时候不宜放醋。

2. 不宜食用切碎后水洗或久泡于水中的胡萝卜，最好不要生吃，避免营养成分无法被吸收而浪费。

3. 食用时咀嚼时间不宜过短，不可与红白萝卜同时食用。

4. 不宜与富含维生素C的蔬菜水果一起吃，比如柑橘、柠檬、草莓、大枣或者菠菜、油菜、番茄、辣椒等，否则会破坏维生素C，降低营养价值。

5. 妇女吃过多胡萝卜后，摄入的大量胡萝卜素会引起闭经和抑制卵巢的正常排卵功能，所以说备孕期间的妇女不宜多吃胡萝卜。

我常给大家建议的做法有三种：

1. 清炒胡萝卜丝

材料：胡萝卜、辣椒、盐、植物油各适量。

做法：将胡萝卜切丝，锅热烧植物油，然后放胡萝卜丝。炒到稍微变色，放辣椒。直到胡萝卜丝断生，加盐继续翻炒，然后出锅即可。

注意：胡萝卜的营养价值颇大，炒或者炖要比生吃胡萝卜素吸收率更高，经常食用胡萝卜可以明目，还可以预防癌症。

2. 胡萝卜炒肉片

材料： 胡萝卜2根，青椒1个，猪瘦肉100克，植物油、盐、鸡精、料酒、淀粉各适量。

做法： 将猪瘦肉切成薄片，然后把肉片放在小碗里，加入少量淀粉，倒入料酒腌制。胡萝卜洗净、去皮，然后对切两半，再斜切成薄片。青椒切成菱形片。锅内倒入植物油，烧至六成热，改成中火下肉片、青椒片一起翻炒，至肉片断生倒出待用。倒入切好的胡萝卜片，大火快速翻炒至胡萝卜边上变色，加入适量的盐和鸡精，继续翻炒，然后倒入料酒，盖上锅盖稍稍焖会儿。最后倒入炒好的肉片、青椒继续翻炒，直至胡萝卜完全变软就可以关火装盘了。

3. 鲜榨胡萝卜汁

材料： 胡萝卜1根，蜂蜜1勺。

做法： 将胡萝卜洗净削皮，切小块。然后加200毫升水放入榨汁机榨成汁。最后加入1勺蜂蜜即可饮用。

防便秘的好食材——香蕉、酸奶

我们常常认为香蕉和酸奶是能够助消化的食物，很多人出现便秘的情况就会多喝酸奶或者吃香蕉，尤其是很多喊着减肥的女孩子更加爱吃这两种食物。

便秘的原因有很多，但归根结底不过是肠动力低下和摄入食物量过多两种。要想缓解便秘就要对症下药，尝试着吃一些不同的东西来调养。对治疗便秘最有效的食物就是香蕉和酸奶。

香蕉含有丰富的锌和钙，能够促进脂肪燃烧，还可以帮助排出体内多余的水分，消水肿。香蕉里含有丰富的膳食纤维，能够促进肠胃蠕动，清肠通便，改善便秘。

由于酸奶能够增加肠道的有益菌，使肠道酸化，起到一定的调理肠胃的作用，常常被称为解决便秘问题的万能食物。另外，香蕉中含有的寡糖也能够增加有益菌。因此，将酸奶与香蕉加以组合，可谓解决便秘问题的"黄金搭档"。

但是吃香蕉也有禁忌。有一次，一位家长带着孩子来找我，说孩子旅游回来就便秘了，于是给她买了一大把香蕉，想着可以通便。结果女儿吃了后竟然胃部不适。我给孩子诊断了一下，发现孩子体质偏虚寒，而香蕉也性寒，所以吃后不但不能缓解便秘，反而对身体健康很不利。

另外，空腹不能吃香蕉。香蕉是可以促进胃肠道蠕动的，如果空腹吃就会造成肠胃提前工作，并且运动加快，从而促进血液循环，增加心脏的负荷，容易导致心肌梗死。平时偶尔空腹吃香蕉可能不会这么严重，但是长期下来对肠胃是一种损害。

喝酸奶治疗便秘也是有禁忌的，在这里跟大家提示三点：

1. 切记不要空腹喝酸奶。空腹喝酸奶容易杀死酸奶里的乳酸菌，这样它的保健作用就会减弱。

2. 酸奶不能加热。如果从冰箱拿出来觉得凉，就放到常温了再喝，加热后酸奶中的有效益生菌会大量死亡，营养价值降低，味道也会发生改变。

3. 酸奶不要和火腿一起吃。火腿里含有的物质遇上酸奶的乳酸菌，会反应生成有害物质。

用香蕉和酸奶自制酸奶可以促进消化，口感也好，大家有空不妨尝试做一下。

香蕉酸奶

材料：香蕉1个，原味酸奶200毫升。

做法：

1. 香蕉切成小丁备用。

2. 取三分之二的香蕉丁放入搅拌机，并加入原味酸奶一起搅拌均匀。

3. 取玻璃杯，铺一层香蕉丁，再倒入香蕉酸奶，一直到填满为止，上面可以加一些巧克力碎或者糖果碎进行点缀，做好后可以放入冰箱冷藏再饮用。

注意：香蕉有助于消化，能让人产生愉悦的情绪，尤其是夏季可以多做香蕉酸奶；香蕉要选择熟透的，这样的香蕉营养更加丰富，口感也更好。

去胃火的好食材——苦菜

一些患者，经常牙龈肿痛、口臭、便秘，我跟他们说这是胃的问题，他们不理解，觉得自己胃口还可以，消化方面也都没问题，怎么会是胃不好呢？的确，他们的胃一般没多大问题，但是容易有胃火。平时工作压力大了，或者夏天吃烧烤、火锅就容易引起胃火。

出现胃火倒不是什么大问题，只要平时多加注意还是可以避免的，比如少吃辛辣食物，平时多喝水，多补充睡眠。但是我常常建议患者多吃苦菜。

从中医的角度来看，苦菜性寒，味苦，具有清热凉血、和胃解毒的作用。苦味食物有非常好的降火效果，适当多吃对身体有好处。一般上火了就多吃苦瓜、苦菜，去火效果都很明显。苦菜的做法有很多种，凉拌、生吃、煲汤、清炒都很不错。

夏天多吃凉拌苦菜，会起到爽口开胃、消暑、清心除烦的作用。如果觉得单吃苦瓜味道太过苦涩，不妨试试以下三种常见的吃法：

1. 苦菜豆腐杏鲍菇汤

材料：苦菜1棵，老豆腐1盒，杏鲍菇2个，盐适量。

做法：把苦菜清洗干净，杏鲍菇切成片，老豆腐切成块，用开水汆一下。将上述材料放到一起煮，等到锅内沸腾后加盐即可。

注意：苦菜的清苦配合老豆腐和杏鲍菇煮出的汤更加鲜嫩美味。

2. 凉拌苦菜

材料：苦菜1棵，蒜泥、盐、生抽、醋、香油各适量。

做法：将苦菜去掉杂质，清洗干净，然后用开水焯2分钟。将苦菜捞出后用凉水浸泡冷却，将水分沥干。把苦菜切段，放入盘中备用。将蒜泥、盐、生抽、香油和醋置入小碗中搅匀，然后直接浇在苦菜上拌匀即可。

注意：凉拌苦菜爽口开胃，是夏天消暑的佳品。

3. 蒜蓉苦菜

材料：苦菜1棵，葱半根，蒜、花椒、盐、植物油各适量。

做法：将苦菜洗净后切段，葱切丝，蒜捣成蒜蓉，留待备用。锅热后倒入植物油，油热后放入花椒，烹出香味后，将花椒取出放入葱丝，翻炒一分钟，放入苦菜，继续翻炒，出锅前放盐。等到苦菜快炒熟时，放入蒜蓉，继续翻炒几下，关火出锅即可。

注意：蒜蓉苦菜有开胃的功效，还可以适当中和苦涩的味道。

防胃癌的好食材——大蒜

很多北方的朋友特别爱吃大蒜，平时做饭炒菜都少不了。大蒜其实是一味很好的食疗良方。大蒜的味道有些"粗鲁"，但吃蒜的好处却显而易见。除了我们经常说的杀菌，它因为含有丰富的抗氧化物，常吃还可以预防胃癌。

大蒜具有温中健胃、消食理气的作用。经常吃大蒜能改善肠胃功能，因为大蒜中的蒜素可以刺激肠胃黏膜，使其分泌出大量的消化酶，迅速消化掉肠胃中的食物，这样即使偶尔大吃大喝也没有关系，嚼几瓣蒜就能促进消化。

中国人习惯将白米饭作为主食，但是过量摄取大米中的淀粉物质会导致胃部慢慢扩张，使消化功能越来越弱。很多患者的胃溃疡都是由平时的饮食习惯造成的，他们的肠胃功能本身就不好，还经常大鱼大肉地吃，难以消化。还有一部分患者常常精神压力大，每天吃饭没有固定时间，经常要应酬喝酒，这些情况都容易导致肠胃病发生。

大蒜有一个不可多得的好处，就是它的抗癌作用。大蒜含有的物质对人身体的癌变成分可以起到抑制作用，因此能够抗胃癌。有时候邻里街坊传一些奇闻，说哪里的老太太每天吃一头蒜，结果活到一百多岁还健健康康的。其实这并不是无稽之谈，大蒜不一定有那么神奇，但对人身体的诸多好处是需要被重视起来的。

不过，如果服用过量大蒜，会过度刺激肠胃黏膜，产生负面影响，这一点是需要大家多多注意的。特别是肠胃功能较弱的人或肠胃病患者食用大蒜时，一定要降低大蒜的刺激性。比如，把大蒜加热、混入牛奶或鸡蛋，都可以降低大蒜的刺激性。当然，在吃了大蒜的同时，还要注意多吃蔬菜，特别是绿叶菜，不能因为吃了大蒜就肆无忌惮地胡吃海塞，这样很伤胃。

很多人不爱吃蒜，觉得吃后嘴里有味道，其实把大蒜和其他食材如肉类共同烹制，完全可以忽略掉大蒜的味道。比如，我们常吃的蒜蓉西蓝花、大蒜小炒肉。

1. 大蒜小炒肉

材料：五花肉块500克，大蒜8瓣，生抽、料酒、白糖、盐、白胡椒粉、植物油各适量。

做法：将五花肉洗净，放入生抽、料酒、白糖、盐、白胡椒粉，用手抓均匀；支上锅，等锅热后倒入植物油，将五花肉块倒入，爆炒至熟后盛出；在锅里剩下的植物油中倒入蒜瓣，开大火，爆炒至七分熟，再均匀地放入盐；将炒过的五花肉块倒入，翻炒几下，出锅即可。

注意：全部大火炒，能保证味道的鲜美，肉也会很嫩；大蒜要保证炒熟，正所谓生葱熟蒜，但也不要炒得太过。

2. 蒜蓉西蓝花

材料：西蓝花400克，大蒜4瓣，盐、橄榄油各适量。

做法：西蓝花洗净后掰成小块，大蒜剁碎备用。将西蓝花在沸水中焯一分钟，等到水再次煮开后捞出浸入凉水，以防变黄。炒锅中倒入橄榄油，油热至七成，倒入蒜末翻炒出香味，接着倒入焯好的西蓝花翻炒3分钟，加盐出锅即可。

注意：西蓝花和菜花容易长肉虫，洗前在盐水中浸泡一会儿，更容易清洗干净；焯好的西蓝花一定要浸泡在凉水中，否则会变成黄绿色。

平衡胃酸的食物——苏打饼干

现在社会节奏快，人们的工作压力大，很多人不知不觉胃已经处于亚健康状态了。来我的门诊的，三分之二以上患者的胃病都是由胃酸过多引起的。人体利用胃液中的胃酸，杀死食物里的细菌，确保胃和肠道的安全，以帮助消化。但是人体中胃酸的量不能过多或过少，它必须控制在一定的范围内，如果胃酸过多就会引起胃部不适、疼痛、腹胀、灼热、反酸等症状。很多人找到我，第一句话就是胃反酸难受。长时间这样下去，严重的还会引发胃溃疡等多种胃病。

一般来说，胃病是"三分治，七分养"。如果单纯治疗而不注意饮食，效果不会太好，因此饮食结构的调理也是必要的。引起胃酸过多的原因主要包括饮食无规律、情绪紧张、过度疲劳、滥用药物等。从养胃的角度来看，要从生活作息上做起，尽量做到三餐定时定量。此外，不妨随身准备点儿苏打饼干，作为正餐之间的加餐，每次少吃一些，这样对缓解胃酸分泌过多导致的胃痛效果很不错。

苏打饼干是碱性食品，它能中和胃内过多的胃酸，避免饥饿造成的胃痛。如果条件允许，可以再配上一杯牛奶或蜂蜜红茶，它们都具有调节胃酸分泌过多的作用。我常常建议胃酸过多的患者平时包里备一些苏打饼干，工作忙起来不能及时吃饭时就吃上一两块，这样对于缓解胃痛很管用。

吃苏打饼干有个误区，需要我们注意，就是很多人把苏打饼干当早餐。他们觉得苏打饼干既然能平衡胃酸，对胃好，干脆就早上吃。上班族时间本来也很紧，苏打饼干就变成了早餐。可是经过一晚上的物质消耗，早上只吃苏打饼干营养绝对跟不上，而且对胃也是种折磨。

另一个误区就是苏打饼干虽然能缓解胃酸型胃痛，但不宜多吃。小苏打是碱性的，可以中和胃酸，暂时缓解胃酸型胃痛。当胃痛突然发作时，可以选择食用苏打饼干，过一会儿要是不再疼痛，就不用继续吃了。苏打饼干中有盐和精炼混合油，吃多了对身体非常不好。

如果家里有条件的话，不妨自己烤点儿全麦苏打饼干，小苏打能中和过多的胃酸，全麦会产生饱腹感，而且热量低，用来养胃瘦身，当作平时的小零食，还是很可取的。

全麦苏打饼干

材料： 全麦面粉200克，黄油40克，酵母4克，盐4克，小苏打2克，水60克。

做法：

1. 把黄油放入盆中隔水融化成液态。

2. 在黄油中加入盐、水、全麦面粉、酵母、小苏打，搅拌均匀后揉成面团。

3. 把揉好的面团放入盆中盖上保鲜膜，饧发半小时。

4. 把饧好的面团揉匀，擀成厚度约为0.2厘米的面片。

5. 用饼干模具压出形状。

6. 在烤盘铺上油纸，将压出形状的面片摆放到烤盘上，用叉子在上面扎一些小孔，再饧发20分钟。

7. 烤箱165℃预热，放入中层上下火烤15分钟左右，至饼干表面呈金黄色即可。

第六章

人体的养胃"特区"

要想把胃养好，除了需要在饮食上多注意以外，我们还可以通过一些简单有效的穴位按摩来为自己进行调理。在我看来，穴位按摩既能起到保健的作用，同时也能治疗和预防一些胃病。而且很多按摩自己在家做就可以，既省时间又轻松，何乐而不为呢？

养脾胃的要穴——足三里

足三里穴位于外膝眼下四横指、胫骨边缘。我们在找这个穴位的时候，一个很好的方法就是左腿用右手、右腿用左手，用食指第二关节沿胫骨上移，到有突出的斜面骨头阻挡为止，指尖处就是足三里穴。

一般我们说到穴位按摩健脾胃，就会推荐按摩足三里穴，很多人不理解中医穴位的名称，其实这个很有意思。"三里"指的是理上、理中、理下。胃的位置在腹部的上部，胃胀、胃脘疼痛的时候就要"理上"，按足三里穴的时候要同时往上方使劲；腹部正中出现不适，就需要"理中"，只要往内按就行；小腹在肚腹的下部，小腹上的病痛则需在按住足三里穴的同时往下方使劲，这叫"理下"。中医很多穴位都有类似这种有意思的说法，大家平时不妨多了解一下。

但凡注重养生的人，都会很注重足三里这个穴位。足三里穴是全身性的强壮要穴，也是自古以来养生保健第一大要穴。很多俗语都是形容足三里穴的，像"若要身体安，三里常不干""常灸足三里，赛吃老母鸡"等。在国内和国外，人们都很重视对这个穴位的养护。

之所以说足三里穴的作用很大，通常是因为它是足阳明胃经上的合穴，可健脾胃、助消化、疏风化湿、通经活络、提高人体免疫功能和抗病功能。足三里穴是胃经的主要穴位，通常胃不好了就可多按摩，以理脾胃、调气血、补虚弱。

另外，刺激足三里穴对促进脾胃功能、增强人体整体免疫能力具有很好的效果。中医通常说脾为后天之本，是生命的根本，按摩足三里穴具有温中散寒、补中益气、强壮全身的作用。还有一个说法是"肚腹收于三里"。对于腹部有疾病，如胃肠虚弱、食欲缺乏、腹泻、便秘、消化吸收不良、胃痉挛等患者，一般我都建议他们多按摩足三里穴这个穴位。

穴位按摩如果能坚持下去的话，对于抗衰老也有正面作用。足三里穴就有这个功效，按摩以后可以疏通经络、运行气血，促进身体的新陈代谢，也可以将脏腑功能协调得更好。

也有人来问我：按摩足三里穴不是功效很好吗？为什么我按摩就一点儿效果没有呢？这主要是按摩力度的问题。一般穴位按摩要以穴位部分出现明显的酸胀感为佳，如果平时按摩的力度不够，按摩的作用当然也就不明显了。

利用好足三里这个穴位对身体的好处不一而足，我们不管肠胃好还是不好，都很有必要多尝试，平时在公交上、办公室里都可以按摩一下，时间长了，就看见效果了。

养胃护胃三联穴——上脘、中脘、下脘

俗话说：十人九胃病。尤其是现在，大家都忙着赚钱，不注重自己的身体健康，等到身体出问题了才花大钱去治病。工作压力大，吃饭不规律，还常常有饭局大吃大喝，这样下去肠胃的负担会越来越重，就很容易出现各种胃病。一般症状刚出现的时候还觉得没事，但慢慢耗下去肠胃会越来越不好。

有的人胃出问题了第一反应就是去医院找医生看，被开一堆药，或者找人针灸按摩。其实如果不严重的话，大可不必这么大费周章。对于这个情况，我常常建议大家按摩三脘穴，也就是咱们身体腹部的上脘、中脘、下脘三个穴位，平时多揉按，能够缓解胃疼，还可以解决胃部出现的很多小问题。三脘穴的作用更多的是对胃部的保养，如果能利用好这三个穴位，就能形成对胃的层层保护，从而让各种胃病远离自己。

上脘、中脘、下脘穴都在人体的胸部，顺着腹部往上摸，会摸到两块骨头，也就是人体的肋骨，顺着这两块骨头往上，会发现它们有一个交点。这两块骨头就像一个"人"字向下一样，这个地方就叫剑突，从剑突的位置到肚脐是8寸，中间一半的位置，即4寸的地方就是中脘。从中脘向上1寸就是上脘，向下到肚脐的一半，即肚脐向上2寸就是下脘。我们可以用这个方法来判断三脘穴的位置。

上脘穴在上腹部，前正中线上，肚脐上5寸，和食管相对应，是食物进入胃的通道，也是最直接和食物对应起来的部位。平日吃饭如因吃得太快，吃得太撑，或者其他情况导致反胃、胃胀、呕吐、打嗝等，不妨多按摩这个穴位，其缓解能力还是很不错的。

中脘穴在胃的中部，肚脐上4寸，占据了胃的主体部分，用来主治一些常见的脾胃疾病，对于促进肠胃蠕动，治疗胃脘痛、腹胀、吞酸等都有较好的效果，而且还可以提高人体的免疫力。

下脘穴在胃的底下，肚脐上2寸，胃和小肠的连接处，对应人体的小肠。下脘穴可以说是食物从胃进入小肠的关口，因此人体食物的消化吸收是由它来掌控的。对于食物在胃里下不去导致的腹胀、胃痛、呕吐以及胃炎、胃溃疡、胃痉挛等，就按摩这个部位。另外，由于它在胃的下部，对于中气不足导致的胃病、胃下垂等症状也有很好的疗效。

三脘穴虽然可以细分为三个部位，但我们平时按摩的时候并不一定非要详细地分清楚，因为它们结合使用可以发挥更好的功能，一起按摩还能对身体的其他部位有很好的疗效。

平时在办公室里，或晚上在家吃完饭看电视时，如果感到比较累，都可以用手轻轻按摩腹部的上中下三脘穴，充分利用起这三个穴位，对于打好保"胃"战、防治胃部疾病会有很好的效果。在寒冷的冬季，用热水袋在这三个穴位处热敷，也能取得很好的效果。

缓解呕吐晕车——耳穴

日常生活中，对于晕车我们常常有小窍门，就是按压耳穴。乘车的时候容易晕车的人，除了吃晕车药，还可以多按压耳穴，因为从中医的角度来看，按压耳穴的确是可以缓解呕吐的。

耳朵这个器官虽然不大，但是却有上百个穴位。这些穴位多是体内脏器在耳朵上的反应点，按压耳穴其实就是刺激这些反应点，然后调节内脏相对应的位置。至于按压此穴位缓解呕吐的机制，一方面是通过刺激相关的穴位，解除胃肠平滑肌痉挛或逆蠕动状态，使其恢复正常的蠕动，从而达到缓解呕吐的目的；另一方面是耳穴按压一般会有比较明显的疼痛，疼痛的刺激有助于转移人的注意力，减缓晕车带来的难受感觉。

晕车与人体前庭平衡器官有很大的关系。前庭器官是维持人体平衡功能的一个重要器官。当汽车启动、运行或刹车时，首先受到刺激的是人的前庭，晕车的人容易出现前庭功能失衡，然后间接地对胃肠平滑肌的蠕动产生刺激作用，胃肠平滑肌会产生痉挛或逆蠕动，从而导致呕吐。还有一个原因就是人的胃内壁上有一些感受器，在汽车运动时这些感受器会受到牵拉，从而导致胃肠平滑肌逆蠕动而出现呕吐。

当容易晕车的人或者我们坐长途汽车感到不舒服时，可以通过及时按压耳穴来缓解不适。耳轮脚消失处是"胃"，当出现胃痉挛的时候，这个穴位会有明显的压痛。需要注意的是，耳穴一般都是一个区域而不是一个点，在这个区域用指尖仔细寻找，会发现某一个点的压痛比较剧烈，这就是我们要找的穴点，然后尽量多用力按摩，对呕吐的缓解效果很不错。

对"胃"进行刺激的时候，将手指的指尖垂直按压于穴位上，力度由小到大慢慢增加，以晕车的人能忍受为度。一侧穴位持续按压5分钟左右，然后换另一侧穴位。按压的时候注意不要用指甲掐，不然不止会疼，还会让皮肤破损。在持续按压一两次之后，胃里会有反酸水的感觉或会打几个酸酸的嗝，这时呕吐的感觉会明显减轻或消失，标志着胃痉挛已经解除。

缓解胃胀的自我按摩

腹胀是胃部常出现的问题，也是常见的消化系统症状，属于胃肠道疾病。从中医的角度来看，腹胀多是由脾胃虚弱或肝胃气滞导致气机升降失常，浊气上逆所形成的。

腹胀的原因常常是过量饮食，也就是吃得多了，或者吃得太快噎着了，这些看似正常的现象都会影响胃的吸收消化。脾胃在我们身体的整个生理功能中处于很重要的地位，脾胃活动正常了，才能够有效地去处理、去过滤我们吃进来的食物。

对于有肠胃问题的患者，我常常强调的一点就是：饮食要有节。一个是有规律，一日三餐按时按点地吃饭。另一个是有节制，总是吃多，让脾胃撑胀，对肠胃就很不好，一旦损伤了脾胃，再想修护就比较难了。

对于不太严重的腹胀，一般是饮食出了问题，我们不必急着去医院，有几个穴位按摩一下效果就很不错。

1. 按摩中脘穴

位置：位于人体前正中线上，剑突下与肚脐连线的中点，属胃经，具有健脾益气、调理气机的作用，善于行气消胀。

方法：按摩时使用中指、无名指的指腹按压中脘穴10次左右。

功效：中脘穴位于胃脘附近，按摩中脘穴调整气机升降，能直接刺激胃部，促进胃蠕动，从而达到行气消胀的作用。

2. 按摩下脘穴

位置：在胃的底下，肚脐上2寸，胃和小肠的连接处，对应人体的小肠。

方法：按摩时使用中指、无名指的指腹按压下脘穴10次左右。

功效：下脘穴位于食物从胃进入小肠的关口，因此掌握着食物消化吸收的大权，对于食物在胃里下不去导致的完谷不化、腹胀、呕吐以及胃炎、胃溃疡等都有很好的缓解作用。而且，它在胃的下部，对于由中气不足导致的胃病、胃下垂等症状也有很好的疗效。

3. 按摩天枢穴

位置：位于腹中部，平脐中，距脐中2寸。

方法：将自己的双手平放在中腹，两中指正对于脐中，稍加用力后按顺时针方向揉动，直到小腹内有发热的感觉。

功效：天枢穴是大肠的"募穴"。所谓募穴就是指它集中了五脏六腑之气。从位置上看，天枢穴正好对应着肠道。因此，按揉此穴能促进肠道的良性蠕动，增强胃动力。若是吃饱后腹胀不适，甚至便秘的人，可以按压肚脐两旁的天枢穴。刚吃饱不建议按摩这个穴位，等饭后半小时再按摩，轻轻揉按即可，避免用力过度。

腹胀并不见得是胃病，也不是什么大问题，可能吃多了，或者喝点儿碳酸饮料就会腹胀，养成按摩这几个穴位的习惯，不但对于缓解腹胀有好处，而且能利用这几个穴位的其他附加功效。老人、年轻人都可以多按摩这几个穴位。

缓解消化不良的自我按摩

很多时候我们感觉肚子疼，其实就是消化不良。这可能是胃、小肠或大肠出问题的一个常见表现，主要症状就是胀气、腹痛、打嗝、恶心、呕吐等。

现在很多肠胃问题归结起来都是生活的节奏问题。生活压力大、情绪紧张、吃饭不规律，这些都可能引起消化问题。还有一些不良习惯，比如边吃饭边说话，也很容易造成消化不良，家里人常说"食不言，寝不语"，其中前半句就是指吃饭的问题。夏季消化不良的情况会更多一些，因为天气闷热温度高，人很容易感到烦躁，食欲缺乏。有的人图一时痛快，吃冰激凌、冰镇西瓜，结果是上吐下泻。

消化不良常和我们的饮食直接挂钩，所以平时要注意保持饮食均衡，多吃富含纤维素的东西，比如应季的新鲜水果、蔬菜及全麦等。平时吃饭应该有意识地避免一些过于油腻以及刺激性太强的食物，并且戒烟戒酒，养成良好、规律的生活习惯。同时还要注意避免暴饮暴食，睡前不要吃太多东西，不然肠胃负担过重，一定会带来不同程度的消化不良。另外要特别注意保持愉快的心情和良好的心境，心态对健康的影响也很明显。

针对消化不良的症状，可以尝试通过按摩穴位来缓解。

1. 按摩中脘穴

位置：位于人体上腹部，前正中线上，当脐中上4寸。

方法：双手重叠紧贴于中脘穴，左手覆盖右手，先以顺时针方向旋转按揉1～2分钟，再以逆时针方向旋转按揉1～2分钟，直至局部有温热舒适感。

功效：疏肝养胃、和胃健脾、降逆利水，可以有效地缓解治疗胃痛、腹痛、腹胀、消化不良等症状。

2. 按摩气海穴

位置：在肚脐直下大约1寸半。

方法：双手掌重叠贴于小腹的气海穴，先以顺时针方向旋转按摩1～2分钟，再以逆时针方向旋转按揉1～2分钟。

功效：中医认为气海穴是人体之中央，是生气之源，可以缓解食欲缺乏、儿童发育不良等。

3. 按摩内关穴

位置：在手掌面关节横纹的中央，往上约3指宽的中央凹陷处。

方法：用拇指紧贴于内关穴上，推揉1～2分钟，左右两臂穴交替进行。

功效：可以帮助入眠，调节自律神经，解除疲劳，舒缓腹胀感，缓解头晕目眩。

一般消化不良不只会出现在肠胃有问题的人身上，老人岁数大了，消化系统衰弱了，也常会出现消化不良的情况。不妨给家里的老人多讲讲这些穴位按摩的方法，使其养成按摩的习惯，并且坚持下去。

缓解胃肠痉挛的自我按摩

胃肠痉挛即胃痉挛，就是胃部肌肉抽搐。因为它一般表现为胃痛、腹痛、呕吐，很多时候患者来就诊说自己肚子疼，其实就是所谓的胃痉挛。胃痉挛本身是肠胃问题的一种症状，虽不是疾病，但疼起来也是很折磨人的，所以要学会一些有效的缓解疼痛的按摩方式，平常自己也可以按摩一下。

胃痉挛的原因有很多，根据我的看诊经验，大约有九成的胃痉挛、胃痛都不是由胃本身引起的。有时候急性过敏反应会引起胃痉挛，或者其他比如胆石症等，都会引起胃部的这种刺痛。

一些最常见的原因，比如食物的刺激，明明肠胃不好还总吃一些冷热、辛辣的食物，胃一受到刺激就容易发生痉挛。再如气候变化，突然变冷使人受寒受凉，都会诱发胃痉挛。还有些人一生气就胃疼，其实根源就是精神因素对胃的影响。此外，像食物不卫生、细菌感染，都是胃痉挛的诱发原因。

对于胃痉挛，梁丘穴是一个很有效的穴位。发生胃痉挛时，不妨尝试按摩一下救急。

梁丘穴在膝盖骨附近。脚用力伸直，膝盖骨的外侧会出现细长肌肉的凹陷。朝着大腿用力压这个凹陷的上方，会有轻微的震动感，这个部位就是梁丘穴。

胃痉挛发作疼得厉害时，可以尝试用大拇指按压刺激梁丘穴，朝着大腿方向加压时，震动感觉较强，这时候要尽量用大拇指用力地压。一般针对疼痛症状的按压秘诀就是，用较大的力量按压，因为微弱的刺激无法止住突然发生的疼痛。

每次按压的时候尽量忍住疼痛，持续20秒，然后休息5秒再继续。照这样重复几次，疼痛就会渐渐消退，效果很明显，有救急作用。

刺激梁丘穴只是一种对于紧急疼痛的紧急治疗，止痛治标不治本，所以救急之后，最好还是去医院查一下原因。

另外，发生胃痉挛的时候，最好是让发病者平躺下来，目的是放松。让患者在床上平躺着，再用热水焐在胃部，这样坚持一会儿也会缓解胃痛。

在生活作息上，要养成良好的生活习惯以及饮食规律，吃饭定时定量，做到有节制，胃病患者有条件的话最好做到少食多餐。吃饭尽量坐着，不要站着或蹲着，细嚼慢咽，少吃或者不吃过辣、过冷、过酸的食物。多注意上述事项，对肠胃是一种很有效的保护。

消除恶心的自我按摩

肠胃问题的另一个表现就是恶心，这不是什么大病，可以算作一种症状。有人发病的反应很强烈，皮肤苍白、出虚汗、反胃，一般这种症状之后就是呕吐，当然也有干呕的情况。

恶心想吐的情况并不罕见，尤其是在暴饮暴食、大吃大喝，或者吃了变质食物后。一般来说，这是由胃部无法消化吸收吃进的食物而引起的急性胃炎。有时候会将吃进去的东西都吐出来，有时候吐出来的是一些酸性胃液，伴随的症状有口渴、胃痛、四肢乏力、食欲缺乏。

急性胃炎也因体质的不同有很大差异。胃肠虚弱、过度操劳、精神不定等也可能导致急性胃炎。同样的食物给不同的人吃喝，有的人会因急性胃炎而感到恶心，但有的人胃动力足、消化能力强并没什么问题。如果将急性胃炎看作普通的短暂症状而不加治疗，则有可能使其变成慢性胃炎或是胃溃疡等病症，所以要予以重视。

从中医上来说，我们一般会通过按摩以下穴位来缓解恶心、呕吐的症状。

1. 按摩中脘穴

位置：位于胸骨下端和肚脐连线的中央，大约在肚脐往上一掌处。

方法：指压时仰卧，放松肌肉，一边缓缓吐气一边用指头用力下压，10秒钟将手离开一次，重复10次，就能使胃感到舒适。胃痛时，采用中脘指压法效果更佳。

功效：中脘穴是治疗胃肠疾病中十分重要的穴位，指压中脘穴左右2厘米处的穴位，对急性恶心、呕吐具有莫大功效。

2. 按摩天枢穴

位置：位于肚脐左右两拇指宽处。

方法：平躺在床上，用中间三个手指下压，按摩此处约2分钟。

功效：可以有效地治疗或缓解消化不良、恶心想吐、胃胀、腹泻、腹痛等。

3. 按摩足三里穴

位置：位于外膝眼下4横指、胫骨边缘。

方法：用大拇指按压穴位，10秒钟将手离开一次，重复10次。

功效：可以有效地促进胃酸分泌，使胃感到舒服，而且还能起到止疼的作用。

4. 摩腹疗法

取坐姿或者仰卧位，左手覆盖右手，双手叠掌放在脐下腹部，以肚脐为中心顺时针方向按摩，约3分钟，然后起身散步，一般宜在饭后半小时进行。

在调节饮食、避免暴饮暴食和吃刺激性食物的同时，按摩上述穴位两三次，坚持一周就能够达到缓解胃胀、胃痛、消化不良的效果。

治疗胃溃疡的自我按摩

很多时候的胃痛都可以通过按摩穴位来缓解，或者救急。就拿胃溃疡来说，我们可以通过一些手足按摩法来有效地缓解疼痛，方便而且管用，还没有西药那么多的不良反应。

从中医的角度来看，手部的经络穴位丰富，众多经外奇穴也分布于此，如果对手部的穴位有良好的掌控，刺激手穴也能治疗全身疾病。如果能对手上的众多穴位，进行相应的刺激，就可以调整相应组织器官的功能，可以有效地改善身体的病理状态，从而起到防病治病、强身健体的作用。

胃溃疡患者，经常会感到上腹部疼痛，这种症状多在餐后1小时内出现，过1~2小时就会逐渐缓解，下次吃饭的时候可能还会发作。

当胃溃疡患者吃了太凉、油腻和不好消化的食物时，肠胃的反应常常会很大，第二天起来肚子发胀、恶心，同时还可能出现严重的胃痛。胃痛严重时，甚至会休克。当突发胃痛或胃痉挛时，为了止痛，最好采用穴位治疗。

1. 按摩胃肠穴

位置：位于手心稍下方，手背中部，拇指生命线靠近拇指的那一侧。

方法：用拇指按压，视疼痛情况调控力度。

功效：胃肠穴与胃和肠有密切的关系。坚持按压刺激此穴，可以调节胃肠功能，具有止痛的效果。

2. 按摩足三里穴

位置：位于外膝眼下4横指、胫骨边缘。

方法：用大拇指按压穴位，每次按摩1分钟左右，重复10次，若疼痛得厉害可以增加按摩时间。

功效：可以有效地促进胃酸分泌，使胃感到舒服，而且能起到止疼的作用。

除此之外，饮食上的一些原则也是必须注意的，我结合胃病患者的病因给大家总结出以下常识性注意事项：

首先，要少吃油炸食物，这类食物不容易消化，会加重消化道负担，吃多了会引起消化不良，像烧烤、烤肉都是夏天人人爱吃的，如果自己肠胃不好，就不要碰。还有一些腌制食物，里面含有较多的盐分及某些致癌物，也不要多吃。另外，一些生冷、刺激性食物对消化道黏膜具有较强的刺激作用，都不宜多吃。

其次，吃饭的时候要注意细嚼慢咽，小口小口地吃，以减轻胃肠负担。充分咀嚼食物的次数越多，对胃黏膜越有保护作用。

最后，要注意暖胃，胃部受凉后会使胃的功能受损，平时要注意胃部保暖，不要让它受寒。

缓解胃痛的自我按摩

胃痛最常见的原因就是大吃大喝、饮食习惯突然发生变化或者突然间生气等。一些有老胃病的患者一来到我的门诊，我就能判断出他们肯定是又吃了什么坏东西，突然引起胃绞痛。比如，明明胃不好还非要吃一些辛辣的东西，觉得就吃一次没事。但是有事没事胃说了算，然后胃就疼得厉害，甚至满头大汗。

我常常强调饮食要有节，一个是节制，一个是三餐规律。一般胃痛多是饮食不节所导致的损伤脾胃，脾是主运化的，胃是主受纳的，脾虚运化功能减退后，我们吃进去的食物不能及时得到消化，就会开始胃痛，觉得肚子不舒服，不想吃饭。

平日里胃不好的人要格外注意，不能暴饮暴食，胃内食物越多，被挤入食管的胃酸就越多。胃痛的原因不一而足，一般偶尔的胃痛就是因为吃得太多又太快。

如果突然犯了胃病，觉得不舒服，就想躺下来休息，一定要记住，保持站立的状态会使胃酸较容易待在胃里。如果实在想躺下休息一会，最好把头部抬高10～15厘米，睡眠时略呈倾斜状态，以避免胃痛复发。

除此之外，我还建议胃痛的人在疼痛的时候可以进行局部按摩。

1. 按摩内关穴

位置： 手腕正中，距离腕横纹约3横指处，在两筋之间取穴。

方法： 用拇指揉按，以顺时针按摩两分钟，两手交替进行，如果疼痛发作可增加按摩时间。

功效： 经常按摩内关穴，可以起到保护心脏的作用，可以宁心安神、理气止痛，还可以治疗晕车、晕船等，对怀孕前3个月的妊娠反应效果也很好。

2. 按摩足三里穴

位置： 外膝眼下4横指、胫骨边缘。

方法： 用大拇指按压穴位，每次按摩1分钟左右，重复10次，如果疼痛得厉害可以增加按摩时间。

功效： 可以有效地促进胃酸分泌，使胃感到舒服，而且能起到止疼的作用。

3. 腹部按摩

位置： 人体的腹部。

方法： 双手叠加于腹部之上，左手覆盖右手，以肚脐为中心揉按腹部，顺时针30圈，逆时针30圈。

功效： 可止痛消胀，促进消化，增进食欲。

进行一些局部的按摩可以起到救急的作用。除了这些，平时我们还要注意适当补充维生素C，维生素C对胃有保护作用。如果胃液中保持正常的维生素C量，就能够很好发挥胃的功效，从而保护胃部和增强胃的抗癌力。

只需动动脚趾的健胃法

在日常生活的一些小窍门中，有一种很有意思的保健方法，我经常给患者推荐，就是多动动脚趾可以健胃。

从经络来看，胃经经过脚的第二趾和第三趾中，管脾胃的内庭穴也在脚趾的部位。所以一般胃肠功能强的人，站立时脚趾抓地也很牢固。

按摩脚趾穴位对人体保健养生疗效很不错，脾胃虚弱的人经常活动或按摩脚趾部的穴位，可以有效地促进体内气血通畅，阴阳平衡、扶正祛邪。如果我们在日常生活中多多注意对脚趾穴位的保健，长期坚持就能达到调养脾胃的养生功效。

脚趾位于人体的最底端，距离心脏很远，因而脚尖部的血液循环较差。所以要想养护肠胃，平时不妨多锻炼脚趾。

　　我们可以先尝试用脚趾抓地、抓鞋底，一次抓5分钟左右，两只脚可以分别进行，也可以同时进行，每天抽出10～20分钟，做2～3次。这是为了让脚部的经络受到一定的压力，通过脚趾抓地，对经络形成松紧交替的刺激，可以让脚部得到放松。

　　还可以尝试着用脚趾头夹取东西。小孩子玩的时候常常会用脚趾头夹取玩具，其实方法是一样的，平时坐着或躺着的时候有意识地活动脚趾头，用二趾和三趾的力量夹东西，长期坚持下去，胃肠的功能就会逐渐增强。

　　在睡觉之前可以用手按摩脚趾15分钟左右再入睡，这也是种很好的放松方式。按摩脚趾的时候注意要顺着脚趾的方向按摩，这样才是正确疏通经络的方式，并且可以泻胃火。不过逆着脚趾的方向按摩也可以，这样的方式适合脾胃虚弱、腹泻的人。睡前还可以坚持洗脚、泡脚，在脚盆里放些大小适中的椭圆形鹅卵石等物体，泡脚的同时练习用脚趾头反复抓取这些小石头，不仅可以疏通经络，还能够刺激局部胃经的穴位，对于脾胃的保养也有很好的效果。

　　另外，多走路也有同样的效果。我们常常听人说每天走几千米就能身体好，有一部分就是指脚趾按摩。因为一个人在走路时有近一半的重量是由脚趾来承担的，走路可以说起到了促进脚趾的血液循环和经络运行的作用，具有一定的保健养生功效。

　　往往应酬多、饭局多的时候，饮食就会没有节制，大吃大喝后肠胃负担一下子加重，脾胃肯定是接受不了的。回到家后泡泡脚，活动一下脚趾头，在一定程度上可以帮脾胃减负。

动动手就行的拍打养胃法

按摩胃肠有一种是拍打养胃法，通过对牵连肠胃的部位轻拍轻打，刺激到相应的穴位，从而达到养胃护胃的功效。

轻拍轻打是一个很广的概念。事实上我们有很多种手法去按摩，比如双手握拳的拳击法、拍法、推法，还有叩击法、点旋法等。有以下三类被大家广泛认可的方法和穴位，推荐给大家使用。

1. 拳击法拍打脾俞穴和胃俞穴

位置： 找到两侧肩胛骨下角，往中间画水平线，相对的是第七胸椎，然后下属4个椎体左右旁开1.5寸是脾俞穴，相对下移一椎体是胃俞穴。

方法： 手握成空拳，用拳背敲打穴位，注意力度要适中，发力要迅速，整体控制的节奏要平稳。

功效： 对于缓解并治疗胃溃疡、胃炎、胃痉挛等效果都很不错。

2. 拍推膻中穴和中脘穴

位置： 膻中穴，在体前正中线，两乳头连线之中点。中脘穴，位于人体的上腹部，前正中线上，胸骨下端和肚脐连接线中点。采用仰卧的姿势取穴。

方法： 用虚掌轻拍膻中穴附近，手掌慢慢随着拍打的节奏向前推，拍和推要连贯起来，接触到身体的时候要有意识地向下按，力度适中，节奏平稳。

功效： 膻中穴是人体保健的要穴，能补益中气、强健脾胃、温中止痛，对于脾胃虚弱、虚寒胃痛有很好的疗效。而中脘穴可以有效地治疗胃脘痛、腹胀、呕吐、呃逆、反胃的现象。

3. 叩击足三里穴

位置： 外膝眼下4横指、胫骨边缘。

方法： 叩击主要是用五指指尖轻轻敲打身体，一般力度要轻，动作幅度适中即可。

功效： 叩击足三里穴有调节机体免疫力、增强抗病能力、调理脾胃、补中益气的作用。

这种拍打的方法并不困难，前面给大家介绍的一些穴位，其实都可以尝试用拍打的方式按摩，而不限于用指按或者用手掌揉。但是必须说明的是一些注意事项需重视起来，这样才能够达到穴位按摩的效果。

首先，拍打要有规律和节奏。大部分人都习惯以顺时针拍打按摩，但是如果以逆时针拍打按摩也没有什么大碍，最忌讳的就是忽上忽下，力度忽大忽小，这样杂乱的方法只能让按摩效果适得其反。

其次，拍打的时候要注意放松，同时着装要尽量宽松一些，如果手法是涉及手指头的，一定要小心指甲，同时取下手所佩戴的金属首饰，以免伤到身体。

最后，除了上述两点注意事项，还有一点就是拍打按摩并非适合所有人，像一些身体较虚弱的老年人、小孩子，或者特殊时期的妇女，都不能盲目地拍打按摩，只有掌握好方法，才能够达到按摩应有的效果。

第七章

养成好习惯，养胃就成功了一半

在生活中，我们难免会遇到一些不开心的事情，让自己的情绪受到影响。我在前面说过，胃的健康与否和人的情绪好坏有很密切的关系。研究表明，当一个人压力变大甚至焦虑时，他的胃也会受到影响。所以正确的做法是什么呢？我建议大家从生活习惯和个人心态入手，适当地进行调整，这样胃也会随之变得舒服起来。

好心情能让胃舒服起来

我们的心理状态也就是情志，主要指喜、怒、忧、思、悲、惊、恐七种情绪。很多人常常把身心健康分开来看，觉得身体有问题和情绪没关系，也不认为肠胃出问题和情绪有关。胃是人体的消化器官之首，也是人的第二大脑，说明二者其实是有关联的，情志的变化和波动太大，对胃的健康影响很大。一旦人的胃不好，脸就会变得灰暗无光、面黄肌瘦，还会影响情绪，让人烦躁不安、忧虑重重。

胃病生百病；胃病三分治，七分养。要想拥有健康的身体，就要在情志、生活习惯上好好调养。从中医来讲，胃病不单单是胃不好造成的，养胃还要兼顾脾、肝，情志和饮食调养是养胃的重点。中医上把人的情绪、精神归属于肝，例如郁闷、烦躁等症状就属于肝气郁结。如果肝郁气滞就会影响胃气的顺降，也就是我们常说的肝气犯胃或者肝胃不和。

现代生活节奏加快，人们每天都忙叨叨的，工作、生活压力也比以前大得多，因而很容易产生焦虑、忧愁情绪，加上饮食没有规律，时间一长就有了胃病。

我们可以留心观察一下，一般肠胃不好的人情绪也没那么乐观，每天看起来没心没肺、乐呵呵的人通常身体都很健康。我们常说身体是革命的本钱，平时保持情志调和就是首要的任务。要把工作和生活的关系协调好，不能一心扑在工作上，没有时间照顾家庭，工作中有什么问题，也要尽量平心静气地去解决，不要焦虑，也不要一味地生气，这些看似很简单的道理，只要做到了，对身体都是很好的保养。

要维持情志的调适，不妨尝试以下几个小建议：

1. 总的原则就是保持一个乐观的心情，遇到问题用积极的态度去看待，对生活多一些信心。

2. 多参加一些户外活动，比如跑步、登山、游泳，或者周末与家人自驾游。换一个空间，也调整一下忙碌的状态。

3. 注意通过饮食调养。平时吃饭尽量清淡，少吃火锅一类易上火的食物。可以多吃黄花菜、山楂、海带等，它们有解郁消食的作用，对身体很好。

对于情志伤胃的一些症状，我们平时可以通过养成好习惯，保持轻松愉快的心情、乐观积极的生活态度来调节，且良好的人际关系、丰富健康的业余生活是有效的方法之一。有烦恼了找朋友聊聊天，听听音乐，适当进行体育锻炼，找一些转移注意力的事情做一做，情绪就会得到缓解，也就不会伤及肝脏。

压力是胃的"死对头"

要想拥有好的肠胃，健康的精神状态是非常重要的。工作压力是胃的"克星"，人们往往因为工作压力大，需要经常加班，工作时间长，吃饭也会变得不规律。就是这些原因，胃疼便成了上班族的家常便饭。

来我这里就诊的患者，他们的胃病各式各样，但最常见的是胃炎、消化性溃疡、胃癌等器质性疾病。其中，以慢性胃炎占绝大多数。近年来，有很多上班族来我这里看胃病，说自己总是胃疼，有时候疼起来吃不下睡不安的，但是经过检查，胃并没有什么很大的问题。

在现代人群中，精神压力大导致的功能性消化不良占绝大多数。情绪不良会引起肾上腺激素分泌增多等一系列人体内环境的变化，并使胃黏膜的血液供应和胃酸分泌发生变化，从而引发胃病。

我曾遇到过一位女患者张小姐，年纪不大，二十五六岁的样子，跟我说自己胃疼，天天疼起来什么都做不了。我在给她治疗的过程中聊起了她的工作，得知她是做销售的，每天都有业绩指标，主管还常常过来给她施加压力。张小姐说自己每天晚上都忙工作，折腾到很晚才能睡觉，半夜有电话来了也不敢不接，怕错过了订单。

　　我问她平时吃饭怎么样，她一听就皱眉头："平时哪有机会好好吃饭啊，早上吃几口面包，中午忙起来也来不及好好吃，晚上常常有应酬，一天跟陀螺似的连轴转，连喘口气的时间也没有。"就在她看病的十几分钟，还接了三四个电话，每一个电话听起来都很紧急的样子。

　　我终于知道她问题的根结了，姑娘年纪轻轻，但压力太大，精神持续紧张，一两天还行，时间长了胃肯定熬不住，难怪会时不时地疼。

　　我给她开了一些养胃的药，然后告诉她，工作再忙也要注意保护好自己的身体，精神高度紧张任谁也受不了。精神放松了，肌肉、骨骼和器官自然而然地就会处于松弛的状态，这有利于身体各项器官的恢复和休整，也就是所谓的气畅则百事顺。现在年轻可能还没有太大的感觉，等到年纪再大一些，惹上老胃病后悔可就晚了。

　　工作的时候认真工作，放松的时候也要做最彻底的放松才好，一些工作上的压力也要及早释放出去。除此之外，还要注意调整饮食，以清淡为主，少吃或不吃油炸食品、糯食，还要注意休息，避免过度劳累和精神紧张。

　　精神放轻松了，也能让胃病远离你。如果心理压力得不到改善，只会加重胃病的症状。

吸烟伤肺也伤胃

　　大多数人都听过这一说法：饭后一支烟，快乐似神仙。许多朋友都有饭后吸烟的习惯，吃完饭和别人坐着聊会天抽支烟。其实吸烟对胃健康的影响非常严重，不过大部分人对这个问题不以为意，总觉得吸烟也许对肺会有影响，但是对胃怎么会有影响呢？

很多人都知道吸烟对身体有害，甚至连每包烟的包装上都明确地注明"吸烟有害健康"，可还是吸引了那么多的受害者。表面看起来，烟雾的危害不会波及胃，但是我们想想看，抽烟的人在吸烟的时候，常常会伴有吞咽动作，所以说烟雾对胃的刺激作用是直接的，会乘机钻入胃中，直接刺激胃黏膜，破坏胃黏膜的完整性，导致黏膜屏障功能降低，从而引发胃部疾病。

而饭后抽烟更加严重。人吃完饭之后，身体内的器官开始兴奋，胃肠蠕动、血液循环都加快。选择在饭后抽一支烟，比平时抽一支烟的中毒量还大。饭后吸烟还会促使胆汁分泌增多，引发胆汁性胃炎，同时会使胰蛋白酶的分泌受到抑制，妨碍食物消化，并对胃和十二指肠直接造成损害，使胃肠功能紊乱，从而影响胃的消化和吸收。

来我这里治疗的李先生抽烟很严重，他是一家软件公司的销售总监，平时应酬很多，陪客户吃饭的时候，难免会喝酒吸烟，而且没有先后顺序，有时候没喝完酒就抽烟，一段时间下来，李先生的肠胃开始出状况了，刚开始只感觉到一些轻微的疼痛。然而，长期不规律的饮食，而且经常吸烟喝酒，他感到胃疼得越来越严重了。来我这看病的时候胃痛已经很厉害了，检查结果是消化性胃溃疡。

很多朋友不明白为什么吸烟会对胃产生这么大的破坏作用，对于正常人来说，长期吸烟会导致胃抵抗力下降，极易诱发胃黏膜糜烂、消化性溃疡病等疾病，严重者可能致癌。吸烟会造成胃运动功能失调，导致胃向食管方向反流或十二指肠向胃的方向反流，从而引发反流性食管炎或反流性胃炎。所以长期吸烟的人，容易发生糜烂性胃炎、萎缩性胃炎和溃疡病。

　　吸烟会极大地伤害胃黏膜。烟中含有的尼古丁能刺激胃黏膜，导致胃黏膜缺血、缺氧，从而破坏胃黏膜。同时，吸烟会增加胃肠蠕动，促进胃酸分泌，使胃酸含量增加。

　　所以说，吸烟喝酒很容易对胃产生损害。事实上，不仅是吸烟喝酒，经常喝浓咖啡、浓茶或者经常吃辛辣刺激的食品，还有一些不规律的饮食习惯，都很容易破坏胃健康。因此，给大家提个醒，一定要有规律的饮食习惯，有意识地保护好自己的肠胃。

卧不安，则胃不和

　　睡眠是我们生活中很重要的一部分，人的一生中约有1/3的时间是在睡眠中度过的。可不要小看睡眠的作用，优质的睡眠可以消除疲劳，恢复体力，提高免疫机能，促进生长发育。如果我们平时能多注意提高自己的睡眠质量，每天睡个好觉，就能远离胃病。

　　要想远离胃病，保护肠胃的健康，就得多关注自己每天的睡眠质量。睡眠最重要的作用就是消除疲劳。一般来说，我们白天在工作，中间很少有午休，等到晚上睡觉的时候，身体和大脑已经很累了。人在睡眠过程中，因为大脑停止接受外界的各种刺激，神经系统处于稳定状态，这种状态能抑制细胞功能的毁坏，可使疲劳的细胞逐步恢复功能。

　　有人不理解，跟我说：我工作就是忙，晚上睡觉的时候还得当心有没有客户的电话信息过来，这只不过是休息不好的问题，跟肠胃有什么关系啊？又不影响吃喝。这是因为，睡眠是天然的补药，能够调整内脏机能。我们睡觉的时候，机体的血液需要量减少，大量的血液则归于肝和其他脏器。这个时间段多数肌肉松弛，心跳、呼吸减慢，胃肠道消化液分泌减少，各脏器生理功能减弱，均处于代谢低、活动少的状态。当醒来的时候，活动所积累的"气债"得到补偿，各脏器的生理功能都可以得到恢复和调整。

那如何调整睡眠呢？怎样才能有一个好的睡眠状态，使劳累了一天的身心得到最充分的休息呢？我结合许多患者的实际情况，总结出以下两点：

1. 睡眠时间。睡眠时间要根据不同的身体状况来自主地进行合理安排。对于婴儿，他们除了吮乳和哭闹之外，绝大部分时间都是睡觉，可多达18～20小时。青少年睡眠保持8～9小时即可。而老年人肾气衰减，阴阳俱虚，睡得很浅，一有动静就醒来，质量下降就要适当地延长睡眠时间，每天可保持9～10小时。当然也有人天生觉少，一天6～7小时就够了。我们需要根据自己的情况而定，不能让身体处于疲态。

2. 睡前的注意事项。睡眠本来就是休息的过程，到休息的时候就把一天的工作先放一放，心情保持平和安静，全身放松，摒除一切杂念，创造良好的睡眠意境。睡前不能吃得过饱，更不要喝咖啡、浓茶和烈酒这类刺激性强的东西，以免因胃中不和影响睡眠。睡前最好能洗个热水澡或用温热水泡脚，并按摩脚心，以达到除烦宁神的效果。

中医上有个说法：胃不和则卧不安。意思是说如果吃得太多或者太少或者胃部有疾病，会影响睡眠，睡眠不足也常常会影响胃部，形成胃部疾病，两者互为因果。所以胃不好的话，不妨先从优质睡眠开始。

养胃健胃，不妨多打打太极拳

我们已说过多次，要想拥有一个健康的身体，就要保持良好的生活习惯。因此平时工作之余，不妨培养一个兴趣爱好，比如空闲的时候打太极拳就是不错的选择。

太极拳讲究的是"以意行气，以气运身""打拳心为主"。在练习的时候，应当做到意识高度集中、呼吸均匀顺畅，更重要的是做到心静，如此才能达到健身祛病的效果。太极本身是比较柔和的运动，简便易学、安全有效，尤其适合老年人，一般年轻人沉不住气，喜欢的人相对少。而对于老年人来说，可以起到强壮膝盖与脚踝的作用，还可以提高平衡感与灵活性。

真正全身心地去打太极拳，不仅对人的身体素质大有益处，更重要的是能让人心平气和，且非常有利于人的心理健康。练习太极拳时，很重要的一点就是要做到心平气和，保持良好的心态，专心致志、排除杂念，全身心投入到锻炼中。

我遇到一位患者，是位60岁左右的老先生，属于机关单位的领导层，我跟他聊得来，通过看病认识后也常常聚到一起聊聊天。他年轻的时候就是个典型的工作狂，久而久之积累下了慢性胃炎，退休前胃部经常饱胀、疼痛，工作一忙起来症状更加明显。

我建议他，退休后的时间很充裕，家里儿女的工作也都不错，不用操心，自己没事就打打太极拳，也可以修身养性。我跟他说，打太极拳是项长期坚持的活动，不能指望马上见效，不过如果能坚持下来对胃病也很有疗效。老年人在练习太极拳时，比较容易让思想进入

"静"的状态，有利于安心养神。

太极拳动作柔韧、稳定、缓慢、连贯，并且在练习时要调动起全身各肌群和关节，通过各种柔和动作，配合呼吸运动促进心、肺、肠、胃等内脏的机能活动。不但有活动肌肉筋骨、通利肠胃的好处，还有调息养神的功效。

老先生听从了我的建议，开始打太极拳。现在他已经习惯了，每天早饭前都要做一套老年操和打一套太极拳。每天早上到公园晨练，生活规律，压力减少，睡眠质量也提高了。最让他意外的是，多年的老胃病竟然很久没复发了，整个人看上去面色红润，气色相当好，身体比很多年轻人还要好。

由于打太极拳一般选择在公园湖边等环境优美、空气新鲜的地方，不仅能够呼吸新鲜空气，同时还能够改善身体状况，何乐而不为呢？

脾气坏，伤肝又伤胃

都说爱生气的人老得快，其实很有道理。生气会直接影响我们的健康，最明显的就是生气的时候，气填充于胸、气滞于胃，就会让消化系统停止蠕动。还有的人生气后会上火，嘴上长疱，出现口腔溃疡等。

人是情绪化的动物，容易受外界影响，很多胃病都是情绪不好引起的，其中一动怒，先伤肝，严重者伤胃。中医认为，大怒的时候会导致肝气上逆，血随气而往上冲，就会伤肝。

如果说一个人长期处于生气忧郁的状态，他体内的气机就得不到宣泄，气机运转就不通畅，直接的后果就是肝气不得疏泄，从而对肝造成很大的危害。这些人常常表现为胸闷不舒，甚至胁部疼痛。同时，生气还会引起交感神经兴奋，并直接作用于心脏和血管，使胃肠中的血流量减少，蠕动减慢，食欲变差，严重时还会引发胃溃疡。

同事的女儿小林就是一个典型的例子。小林今年二十几岁，年纪轻轻的，但是脾气非常大，爱攀比、爱抱怨，一不如意就发怒。有一阵子在公司里准备升职，然后每天加班，家里大人关心一下也嫌烦。一个办公室的同事有事出去没叫她，她就多心，怀疑别人搞小团体孤立她。男朋友也常常受气，因为这姑娘一不高兴就找男朋友出气，常常是气没撒出去，自己更上火。小林还总想减肥，平时吃饭本来吃不了几口，一生气更是什么都不吃，爸妈买的她爱吃的点心也一口不吃，说气都气饱了。

后来这姑娘肠胃就变差了，来问我怎么办。我就跟她说：你还这么年轻，何苦老是生气撒火折磨自己呢？有什么事就想办法解决，生气只能是伤人伤己。父母家人关爱自己要懂得珍惜，慢慢跟着身边正向的人学习，树立起正确的人生观。要学着更加自信，发现自己独特的地方，没必要非和别人一较高下。小林很听我的话，回去后就慢慢学着控制自己的情绪，减少了发火的次数，也开始坚持按时吃饭。过了不久，同事告诉我，孩子的肠胃情况改善了很多。

对于由情绪引起的胃肠不适，应该是解铃还须系铃人，除了生理上必要的保护，还要配合修身养性，开阔自己的心胸。人活几十年，实在没有必要把时间浪费在生气上，在工作中、生活中常怀一颗感恩的心，更加从容地看待生活，慢慢地调整自己的生活状态，自己的身体才会更加健康。

生活节奏快是养胃大忌

现代人都讲究快，凡事都是快节奏，这样好像生活的效率就很高，其实并不一定适合我们。我们不妨尝试一下慢生活，用一种更加闲适的状态来更好地生活。

快节奏的生活总是忙叨叨的，上班路上匆匆忙忙，吃饭也是吃快餐，甚至连见朋友也得卡着时间，一天不知道要安排多少事情。快节奏也是生活压力、不良情绪的开端，忙起来哪还能有好的心情和生活状态呢？

而慢生活就是个不错的选择，它可以说是一种生活态度，也可以说是一种健康的心态。"慢生活"和"乐活""环保"等都是现在很流行的生活概念，是由"慢食运动"发展出来的一系列慢生活方式。这个概念其实很有说法，对于现在忙碌的人们来说，是一个友好的提醒：工作很重要，但也要慢下来关注自己的心理变化。在工作和生活中适当地放慢速度，这并不是拖延时间，而是在生活中找到平衡，张弛有度、劳逸结合，提高生活质量，提升幸福感。

其实从古代开始就有了慢生活的养生方式，慢慢呼吸、走路试着慢下来、吃饭慢下来、做事慢下来等，这都是慢生活。有研究表明，现代人呼吸速度比古人快了1倍，每次只用3.33秒。如此快的节奏，其实是养生大忌。

自古中国的养生理念就强调生命活动要有张有弛，其中最重要的就是慢呼吸养生，开始呼吸的时候要有意识地放慢节奏，久而久之就会变得自然。慢呼吸可以增强呼吸功能，促进肺循环。同时，这种方式也可以加强腹内的自我按摩，改善腹腔血液循环，增强胃肠蠕动。需要注意的是，要用鼻呼吸，不要用嘴呼吸。

现代人的生活环境变了，不必完全拘泥于古代养生法。但对上班族来说，慢养生应该成为快节奏生活的调节剂。8小时工作时间内，可以保持快节奏，提高效率；但是下班后，就要放慢脚步，将紧绷着的弦放松一下。白天紧、晚上松，这样可以让身体的运转达到一种平衡状态。

听起来，慢生活好像是个很模糊的概念。其实做法很简单，周末的时候，一家人去郊区的小公园坐坐，吃点儿水果、聊聊天，家长也多了解自己孩子的学习情况，在草地上、小湖边静静地度过一个下午的悠闲时光，品味一下慢生活的状态，这不就是个很好的选择吗？

慢生活强调的是生活质量，要想提高生活质量，不一定要多有钱，尝试着让自己的心态放松，让自己的心静下来，过一种张弛有度的生活，身体自然而然就会变得更好。

第八章

对症用药，小方可以治胃病

本章我给大家讲一些中医治疗胃病的药方，大家可以根据自己的胃病情况对症下药。中医讲"三分治，七分养"，如果你患有胃病，那么我建议你在坚持通过中医治疗的同时，按照之前所讲的养胃方法去养护自己的胃。否则，胃病即使治好了，也很容易复发。还是那句话：只有胃强大了，才能什么都不怕。

治胃病靠的是"三分治，七分养"

现代社会的快节奏，总让人们为如何"保胃"伤透脑筋。每次给患者看完病，我都会嘱咐一句，胃病"三分治，七分养"，肠胃问题尤其不能太依赖治疗，主要是平时多调养。而"七分养"应该在"三分治"的基础上进行，我检查完开了方子，也需要患者有意识地去配合调养。长期吃药容易有不良反应，而胃病是一种慢性病，不可能在短期内治愈，所以说只有治和养结合才能达到理想的治疗效果。

合理的饮食结构是健康的基础，也是保养胃的前提。同时，大家也要留心生活中的细节之处。养胃其实就是养成一个良好的生活习惯，合理均衡的饮食、轻松愉悦的心态，只有两者相结合，身体才能够恢复得很好。

从生活上来看，调养胃要做到以下三点：

1. 注意保暖。胃喜暖恶寒，一般在立秋天凉之后，昼夜温差开始增大，患有慢性胃炎的人，要特别注意胃部的保暖，出门加一件外套，晚上睡觉盖好被子，做好保暖措施，防止腹部着凉而引发胃痛或加重旧病。

2. 心态调养。人的情志对身体、肠胃的影响很大，所以平时与人相处要注意心态的平和，尽量保持愉快，减少紧张、焦虑、恼怒等不良情绪的刺激。工作之余也要注意劳逸结合，防止过度疲劳而影响肠胃的恢复。

3. 适当运动。肠胃病患者要结合自己的身体情况，适当地做一些体育锻炼，比如前面说到的练气功、打太极拳等，以此来提高机体的抗病能力，促进身心健康。当然，也要控制好运动的节奏。一般来说，患有胃病的人饭后不宜运动，最好等胃部的食物消化得差不多了再开始活动，或者慢步行走。

从饮食上来说，调养胃病讲究得稍微多一些。其实更多的还是细节部分，我把它们归纳成两点：

1. 饮食有节。一个是饮食规律，一日三餐要按时吃，不要到了吃饭的时间饿着，过半天再大吃补回来，胃也是有自己的生物钟的，慢慢形成规律的习惯，不仅养胃，也能提高睡眠质量；另一个是节制，胃消化功能不好的人一般吃一点点就会饱，稍微多吃一点儿就会胃胀，特别是在晚上多吃的话，还会因为胃部滞胀而影响入睡。所以每顿饭都要尽量控制在七八分饱，一定不能暴饮暴食。胃病患者还要注意忌口，不吃过冷、过烫、过硬、过辣、过黏的食物。入睡前两三小时也最好不要吃东西，否则容易影响入睡。

2. 患胃病的人应该戒烟、酒、咖啡、浓茶、碳酸饮料。蔬菜水果类的食物是人体不可缺少的，所以应该足量。食物最好煮得软一些再吃，以促进肠胃消化。蔬菜和果皮的纤维比较多，可以适度食用。另外，瓜果可以相对多吃。

最后还是要强调，胃病是一种慢性病，不可能在短期内治愈。有效的治疗方法就是"养"，不能急，只能慢慢改变生活习惯。为了一个健康的胃，这些习惯的改变都是必需的。

中药洗脚，胜吃补药

中国有一句古话叫作："中药洗脚，胜吃补药。"因为脚对于人体而言，可以称为第二心脏。脚虽然离我们的心脏最远，但负担却是最重的。很多人一到天冷，脚部尤其是脚趾头末梢位置就会变得冰凉，这些都是因为脚部离心脏最远，容易导致血液循环不畅。医学典籍记载："人之有脚，犹似树之有根，树枯根先竭，人老脚先衰。"可见脚部的气血是否通畅，反映着整个机体是否康健。

对那些经常感觉手脚冰凉的人来说，泡脚是一种极好的方法。要知道现在的人对空调依赖性很强，食用寒凉食物又没有忌口，所以体内多有寒湿，通过泡脚可以加速体内排寒，达到养生、调节体质的作用。所以，我本人几十年来一直坚持每天泡脚。说到泡脚，也是有很多讲究的。很多人有个误区，觉得泡脚的水越烫越好，刚伸进洗脚盆的时候都是蜻蜓点水，下不去脚，硬生生地把脚放进高温的水里，看着脚面的血管扩张，一会儿脚部就变得发红，觉得这样能养生，更能解乏。

这里就给大家把泡脚的几点误区列出来，不管有没有胃病，坚持正确的泡脚方法都会对我们的身体起到保健作用。

误区一：泡脚的水越烫越好。泡脚的水温一般维持在38～43℃为宜，水温过高容易导致烫伤，引发心慌甚至猝死。糖尿病患者和敏感皮肤者特别要小心温度过高的水，很容易被烫伤，甚至引发非常严重的后果。

误区二：泡脚时间越长越好。秋季泡脚时间以30～45分钟为宜，老年人泡脚的时间要再短一些，因为老年人泡得太久，容易引发出汗、心慌等症状。所以，老年人每日临睡前泡脚20分钟为佳。

误区三：吃完饭歇会儿就想泡脚。饭后30分钟内不宜用热水泡脚，那样会影响胃部血液的供给，长期下去会使人营养不良。

误区四：什么人群都可以泡脚。有一些特殊人群，比如妊娠期的女性，泡脚过程中由于水温或者足底穴位的刺激，从而刺激到性腺反射区，也会影响到胎儿的健康。所以此类人群泡脚水温一定不要过高，时间也不宜太久，更不要使用各种脚底按摩的工具等。身体伴有内脏出血的患者，比如脑出血、胃出血、子宫出血等，在进行足底按摩的时候，可能会导致局部组织内出血，因此不建议泡脚以及按摩。有肾衰竭、心力衰竭的患者，如果病情不稳定，足部反射区受到相应刺激，也会使病情更加复杂。因此也不建议这类人群泡脚。

胃炎患者中大部分都是成年人，并且以年轻人居多。很多病因都可能刺激到我们的胃，比如饮食不当，或者病毒、细菌感染，抑或药物刺激等，都可能引发胃炎。我一直跟患者反复强调，治疗胃炎最佳的方法就是自我保健，在坚持合理按时用药的前提下，一定要注意养成良好的生活习惯，做到饮食有节。当你把调护脾胃这个意识放在重要位置的时候，胃病不但可以减轻，甚至可以痊愈。

对于很多胃炎患者来说，泡脚是一种非常适用的治疗措施。胃炎分很多种，这个在前边我们已经讲过，大家可以根据自己的病情，采取不同的泡脚疗法。这里给大家介绍个足浴配方，对胃炎患者有一定的帮助。

胃炎药方：桂枝30克，干姜30克，艾叶50克，紫苏30克，元胡30克，当归30克。

制作方法：把以上中药材加水熬煮30分钟，直到剩下1000毫升时，加适量热水兑成药汤，水温保持在42℃左右，泡洗双脚30分钟，每日1次，10天为一个疗程。

在泡脚的同时，还可以用手按摩足底的涌泉穴以及足背的太冲穴。这样对于一些中老年朋友来说，还有降低血压的作用。坚持用中药泡脚，对于广大的胃病患者尤其是高压节奏下的年轻人来说，往往都可以得到事半功倍的效果。

艾灸让胃暖暖的

说到艾灸，其实早在春秋战国时期，我们的祖先就已经开始广泛使用了。艾灸之所以可以防病治病，大多是源于艾灸的补益作用。传统中医学认为，艾灸对人体能起到以下几个作用：

1. 调节阴阳：人体阴阳平衡则身体健康，而阴阳失衡就会发病，艾灸能使失衡的阴阳重新恢复平衡。

2. 调和气血：气是生命之源，血为物质基础，气血充足、气机条达，则人的生命活动正常；反之则发病。艾灸可补气养血、疏理气机，且可提升中气，以达养生保健的目的。

3. 温通经络：经络是人体气血运行的通路，经络通畅则有利于气血运行及营养物质的输送，若病邪侵及经络导致其闭阻不通则会引发疾病。艾灸借助其温热肌肤的作用，温煦肌肤经脉，活血通络，以达到治疗寒凝血滞、经络痹阻所引起的各种病症之疗效。

4. 扶正祛邪：正气存内则邪不可干，艾灸通过对某些穴位施灸可以培扶人体正气，增强机体防病抗病能力。

经过多年的临床经验总结，艾灸对于机体改善有着很大的积极作用。它可以增强白细胞的吞噬能力，提高其免疫效应，从而增强机体的免疫功能。人体的机能得到改善，也就提高了抗病能力，这样即便是患有疾病的人群，也更容易得到康复。所以说艾灸是中医学中防病治病、养生保健的一种简便易行而又切实有效的方法。

我有一位女患者，60岁左右，是一位很干练的企业负责人，后来熟悉了，我一直称呼她为于姐。于姐第一次来找我看病是因为偏头疼，每次头疼的时候都恨不得撞墙。和她聊了几次，我发现她为人率直但脾气火爆，总爱跟家里人生气发火。基本上都是跟老公吵完架，晚上就开始偏头疼得厉害。给她扎针的时候，我都是充当中医大夫和心理医生的双重角色，不断开导她，给她更多正向积极的引导。

给于姐针灸了四五次，她偏头疼的症状得到了很大缓解。她跟我说："李大夫，你的针法这么好，我想下次带我女儿过来，她20岁出头就已经有胃病了，但是总是飞来飞去地忙工作，实在抽不出来整块的时间。"

看得出，脾气再暴躁的女性也对儿女充满着母性的关怀。我之前就说过，其实年轻人的胃病多半是自己作出来的，一冷一热地吃吃喝喝，再加上整天忙来忙去，三餐没有保障，饱一顿饥一顿的，不伤胃才怪，但是这些拼命的年轻人也着实不易。

我告诉于姐，孩子没时间也不要紧，可以让她抽空在家做艾灸，艾灸中脘穴、足三里穴，如果有时间，可以配合神阙、天枢、肝俞、胆俞、脾俞和胃俞等穴位，对胃病很有疗效。

这是我经常推荐给患者的自我保健方法，因为它方便快捷，见效也快。相对于药物，它可以说是零伤害。但是我也要嘱咐这些认为年轻就是革命本钱的年轻人，偶尔的艾灸可能会缓解病痛感，但是光靠艾灸是万万不够的，很多患者都是今天刚见效，明天就好了伤疤忘了疼，让我感到很无奈。

下面具体介绍一下艾灸的方法，首先取穴。第一个是中脘穴，位于腹部正中线脐上4寸位置；第二个是足三里穴，位于外膝眼下4横指，胫骨边缘。

艾灸的具体做法：选准穴位后，点燃药用艾条，在中脘穴和一侧足三里穴上各悬灸10分钟，以穴位上皮肤出现潮红色为度，胃痛可立即缓解。使用时要注意力集中，艾火与皮肤的距离以自己可以忍受的最大热度为佳，注意不可灼伤皮肤。

为什么说胃病艾灸足三里穴是首选呢？我们当年做针刺胃病患者的足三里穴实验表明，其胃电图的结果表示为双向调整作用；在针刺影响胃机能的机制研究中，发现其与胃泌素有一定关系。针刺足三里穴时，萎缩性胃窦炎患者于针后30～60分钟血清胃泌素出现高峰反应，萎缩性胃窦炎组为空腹对照组的1.65倍；针刺足三里穴还有调节机体免疫力、增强抗病能力的作用。也就是说，艾灸足三里穴能使胃痉挛患者趋于放松、胃蠕动强劲的人趋于减弱，从而慢慢达到一个理想的平衡状态。

当然，除胃溃疡出血、穿孔这些严重的病症应及时采取措施或外科治疗外，其他原因所导致的胃痛，包括现代医学中的急、慢性胃炎和胃、十二指肠溃疡病等用这个艾灸的方法都可以取得非常理想的治疗效果。

一块刮痧板，刮去胃不适

刮痧疗法在百姓当中比艾灸更常见。有的人拿把牛角梳蘸点水就让家人帮着刮一刮前胸后背，有的人去足疗店或者美容院让按摩师帮着刮一刮痧。但刮痧也是有不小的学问在里边的，只有对自己的病因分析清晰，取穴准确，才可以起到有效的治疗和保健作用。

刮痧主要通过刮皮肤，使皮下组织充血，毛细血管扩张，有助于宣通透泻、舒经活络，使病变的器官、组织和细胞得到充足的氧气以及营养物质，进而调节人体的脏腑功能，达到治疗疾病的效果。

对于胃病患者，刮痧也是同样适用的。胃为水谷之海，主受纳和腐熟水谷，是典型的宜通不宜滞。如果胃部受阻，它的消化功能就要受损，胃痛也就会时有发生。其实刮痧的原理就是迅速舒缓痉挛的胃壁肌，使胃部气血得以顺畅运行，胃部的疼痛自然就会得以缓解。

胃疼有不同的类型。比如有一种是饮食伤胃型，其症状一般就是疼痛比较剧烈，胃部一按压，痛感就会更明显。还有一种是肝气郁结型，这类患者容易生气躁怒，会有两肋胀满的感觉，疼痛持续的时间比较长。再有一种就是比较常见的脾胃虚弱型，其疼痛一般是隐隐的、绵绵的疼痛，用暖水袋或热水杯焐在胃部，就会得到一定缓解。

下面介绍几种可以缓解以上胃病疼痛的简单方法。

1. 胃俞穴

位置：背部第12胸椎棘突下，旁开1.5寸。

这个穴位可以治疗胃部疼痛、呕吐、腹胀、胸胁痛等病症。

方法：取刮痧板，从一侧由胃俞穴开始，由上往下刮3～5寸，刮拭30次，以出痧为度。用同样的方法，换刮另一侧。

2. 中脘穴

位置：前腹部脐中上4寸处。

这个穴位可治疗胃痛、呕吐、腹胀、腹泻、消化不良、食欲缺乏、呃逆、神经衰弱等症和绝大多数的胃及十二指肠疾病，如胃及十二指肠溃疡、慢性胃炎、萎缩性胃炎、胃下垂等。尤其对缓解胃痛和治疗消化不良十分有效。

方法：由中脘穴至肚脐方向，自上而下刮30次，用力轻柔，以出痧为度。

3. 足三里穴

位置：外膝眼下4横指，胫骨边缘。

这是一个中医上的养生大穴、强壮穴，可以调节机体的免疫力，调理脾胃，还能够补中益气，通经活络。这个穴对因受寒或饮食所伤引起的胃痛可起到缓解的作用。

方法：可用类似擀面杖的小木棍（专业名称：杵针）点足三里穴，先按顺时针方向点压60圈，再按逆时针方向点压60圈，然后用刮痧板从双腿足三里穴自上而下刮压，至局部皮肤有热感为度。按此方法，每天进行2～3次。连续2～3天，胃痛症状可缓解或消失。

还有一个小方法就是用刮痧板刮手背，也可以起到健胃止痛的作用。手心中心偏下，第一掌指骨附近是胃反射区。老年人常按胃、胰反射区，能够调节肠胃功能。如果出现急性胃炎，或是胃感到不适，可以按胃反射区，效果非常好。同时，还可配合掐按每个手指缝，有助于消炎。用刮痧板垂直按压第二掌骨中部的胃穴，压住皮肤，做微小移动，仔细寻找疼痛敏感点，重点按揉疼痛敏感点2～3分钟。待胃区刮痧的疼痛稍有减轻，胃痛也会慢慢缓解。

需要注意的是，出痧之后如果想再刮，需待3～6天，即表面的痧全部消退后，否则容易对皮肤造成损伤。

拔罐祛毒火，胃病一扫光

拔罐的好处在于能驱走身体内部的垃圾，改善身体的血液循环，让身体更放松。拔罐对于治疗一些常见的胃病有很好的效果，如慢性胃炎、胃溃疡、反酸、灼热、腹部疼痛等。

对于一些常见的疾病，比如头疼、腹痛、关节痛、月经痛等，还有一些诸如眩晕、咳嗽、腹泻等，民间常用的方法就是拔罐。拔罐能温通脉络、活血止痛，令人体气血顺畅，消肿止疼。

常见的拔罐方法就是以各类罐状器具为工具，在罐内点燃以后，马上覆盖在患者的一定位置上，这时候采用的原理常常是用热力、抽气等方法引起负压，因而火罐能够吸附于腧穴或者适当位置，用所产生的吸力作用与温热刺激，使人体局部发生充血或者瘀血现象，来达到治疗病痛的目的。

我的一个朋友就是拔罐的受益者，他准备退休了，来我这里看病不断诉苦，说是肠胃总不好，按摩什么的都试过了，也不管用，不知道该怎么办。因为他身体没有别的病症，我就跟他说，可以试试拔罐法，效果非常好。我给他推荐的方法如下：

准备：在拔罐前，先要准备好大、中、小三种口径的罐具，经常使用的有竹罐、玻璃罐、抽气罐或者其他代用品如杯子、药瓶等，只需瓶口光滑、边缘不锐利就可以。同时还要准备好棉花、酒精、火柴、镊子。

选穴：中脘、天枢、足三里、肝俞、脾俞、胃俞穴。注意位置的选择一般要在肌肉丰满、皮肤平滑的地方。

方法：取俯卧位，用真空罐或火罐吸拔于肝俞、脾俞、胃俞穴，留罐10～15分钟；再取仰卧位，拔中脘、梁门、足三里穴，留罐10～15分钟。

我嘱咐他拔罐每天要进行1次，10次为一个疗程。这样坚持了一段时间之后，他再来的时候，气色就好了不少。他跟我说，一开始不相信拔罐的作用，试过之后才发现疗效真是不错。

尽管拔罐疗法操作简单，我们在家里准备好东西就可以操作，而且治疗效果明显，但是拔罐法相对来说还是比较刺激的方式，并不是适合所有的患者。像一些有严重心脏病的人，或者平时易出血、有皮肤病的患者，又或者久病缠身致身体非常消瘦的患者，都不能用拔罐的方法进行治疗。还有，拔罐的位置也很重要，患者在选用拔罐疗法时必须注意这些，最好还是去医院由医生操作。

治老胃病，试试温胃散寒外敷法

胃病犯起来常常会把人折磨得痛苦不堪，虽然有很多治疗的办法，但是胃病是慢性病，恢复起来也没有那么快，不妨尝试在口服药物的基础上，配合外敷一些中药，以达到事半功倍的效果。

我们根据患者疼痛的部位、性质、发病趋势等，将胃病大概划分为肝气犯胃、肝胃郁热、瘀血停滞、脾胃虚寒等类型，治疗方法也是尽量达到消食导滞、清肝和胃、养阴益胃、温中健脾的效果。人体的经络内连脏腑、外络肢节，穴位又是脏腑气血在体表的汇聚之处。因此，在特定的穴位上外敷中药，就能够有效地将药性发挥至最佳，达到内服药物无法实现的效果。

治疗胃痛的外敷中药多属于辛香温通的类型，具有温经散寒、活血化瘀、理气止痛的功效，常用的药材有干姜、肉桂、砂仁、吴茱萸、红花、乳香、乌药、香附、陈皮等。外敷之前，要先将所需药物按处方原则调配，再慢慢地研成极细粉末，并用生姜汁或蜂蜜调和，敷在中脘、内关、合谷、足三里等穴位上。这也是我们通常用来治疗寒凝气滞型、脾胃虚寒型、瘀血停滞型胃病的方法，疗效非常好。

患者肖先生有一阵子生意出了变故，不到半年就出现了很大的财务危机。他担忧过度，开始失眠，多年不犯的胃痛复发了。一开始痛的时间不长，也不算厉害。不过，胃部的疼痛在慢慢加剧。最后，他实在熬不住了，就找到我。我当时就给他选择了中药药包热敷的方法调理。给他的药包不大，外面是一层白色的纱布，散发出一阵阵的药香，我告诉他拿回去敷一下，只需要在这药香中闭目休息十几分钟，每次热敷的时间不超过20分钟，一天敷1～2次，过不了多久胃痛的感觉就会逐渐减轻。

过了大半个月，肖先生的胃痛好转了，心情也缓和了不少，他就来问我，一个小药包怎么能发挥这么大的镇痛作用呢？我就给他讲解了一下，咱们中医理论里有"通则不痛，痛则不通"的说法，经络不通就会出现疼痛，经络畅通后疼痛就会解除。不要小看这个小药包，里面有小钻、搜山虎、穿破石等11种活血化瘀的中药，通过热力传导，可以温经通络，这样就能快速有效地镇痛。

冬季严寒，胃痛的人会增多，由于气候寒冷，腹部受凉，致使寒凝气滞，胃气失和。许多人会突然感到胃胀、上腹部疼痛，天气越冷就疼得越厉害，这就是寒凝气滞型胃痛的典型特征。而日常所用的生姜，具有温胃散寒的功效，用来外敷止痛效果不错，这里推荐两个效果不错的方法：

方法1

材料：生姜30克，面粉30克，鸡蛋清2个。

方法：先将生姜捣烂，然后和入面粉拌匀，再加入鸡蛋清，外敷于疼痛处，用纱布固定，每日2次，每次15分钟。

方法2

材料：生姜、白萝卜各30克，香附10克（研成末），酒适量。

方法：将生姜、白萝卜捣烂，加香附，洒少许酒放锅中炒烫，装入布袋中。趁热熨胃脘部，袋冷则更换。每日1～2次，每次15分钟。

胃痛是胃病常见的症状，对于胃炎患者来说，如何缓解胃痛十分关键，用中药药包热敷来治疗胃炎疼痛的效果是经过很多人证实的，日常在家不妨多试试。

呵护肠胃，可以戴中药肚兜

我们都知道肠胃不能受寒，所以天气变化大的时候，晚上睡觉要多多注意胃的防寒工作。一般家里有婴儿的，都会给婴儿穿个肚兜，怕肚脐受凉。其实原理相通，我们也可以给自己穿合适的肚兜来呵护肠胃。

古代的人，尤以妇女为主，常常会用肚兜；而现在的人，在很小的时候，一般家里的祖辈也会给做小肚兜，但是长大之后就不需要了，一来不需要这样防止受凉的方法了，二来年轻人都追求时尚，看不上这个东西。其实从保暖的角度来看，在里面衬上丝绵，缝制成一个护胃肚兜，这样既不会显得臃肿又保暖，冬天也不至于穿得太厚重。

女孩子们冬天为了美丽，常常不穿太多厚重的保暖衣物，有的只穿单衣单裤，年轻的时候关节被冻出的问题也许一时半会儿不会出现，但是肠胃就很容易出问题。其实女性穿肚兜不仅可以给肠胃保暖，而且能起到减肥的作用。一般冬天容易长胖是因为天气寒冷，身体为了保护肠胃、子宫并提供足够的温暖，腰腹会自动生成脂肪御寒，但是使用肚兜能够提供这样的温度，所以腰腹脂肪的生成就会减少。

至于肚兜的类型，我给患者推荐的一般都是中药肚兜，即将中药放到肚兜里，这样的效果会比单纯的布料肚兜好很多。

有什么中药呢？一种是三棱、莪术，用来活血破瘀的，加点艾叶、肉桂、丁香、木香、桂皮等。将这些药材捣成粉末，然后用40厘米的布折叠做成布兜。这是治疗寒性胃病的，尤其是老胃病，常年胃痛，立冬的时候戴，不用经常换药。使用的时候将肚兜敷在胃脘部，45天为1个疗程。

很多患者都反映这个方子不错，因为这是由温中散寒、理气止痛的中药组成的，适宜胃寒痛患者使用。由于胃病属慢性疾患，长期服药有诸多不便，用这样的方法，能保证药力持久作用。此外为防止药粉漏掉及药物气味外溢而降低药效，兜肚外层可加一层塑料薄膜，但是靠肚子那一面千万别用塑料薄膜遮盖，以免妨碍药力渗透。

买来的肚兜，头颈部和腰间是带子系解的，那样感觉比较麻烦，可以拆了全部用松紧带代替，大家有肠胃不适的不妨试试，给小孩子做也很好，给家里老年人做效果更好。四季里只有保护好腹部才不容易感冒，也保护了肠胃，对于慢性胃炎的人来说尤其实用，要知道胃是最不能着凉的，保护好肠胃才能有个更加健康的身体。

捏脊可以治脾胃虚弱

我们全身分布着经络穴位，按摩不同的部位可以收到相对应的效果，其中捏脊也是这样。捏脊不仅可用于儿童，也可用于成年人，它能很好地调节脏腑的生理功能，特别是对胃肠功能有很好的调节作用。

为什么说捏脊可以治脾胃虚弱呢？这是一种中医疗法。因为人的后背正中有督脉通过，我们在捏脊时，可以疏畅督脉，而且通过督脉影响其他阳经，可以使经脉疏利，气血流畅，使身体机能得到有效改善。此外，捏脊还可以刺激背部膀胱经，而膀胱经上分布着各个脏腑的背俞穴，所以捏脊在调和阴阳、健脾理肺、调整脏腑功能方面的作用比较突出。

捏脊能治疗胃溃疡。比如脾胃虚弱型的胃溃疡患者常常胃痛隐隐、反酸、不爱吃东西、身体无力，这时可以从长强穴捏至大椎穴，手法稍重一些，到皮肤发红发热为止。再比如有些孩子脾胃薄弱，又不知道饥饱，如果吃了过多油炸食物、甜腻食物，会因不能完全消化吸收而影响脾胃功能，形成积滞、厌食、消化不良，还可能引起腹泻，这些脾胃疾病都可用捏脊疗法来治疗。

从具体操作的方法来说，捏脊就是捏脊梁骨，从尾椎骨一直捏到脖子。捏的时候，不必拘泥于穴位，因为脊柱及两侧正是督脉和足太阳膀胱经的走行路线，捏脊可以刺激到两条经络。捏脊需要注意应沿直线捏，不要歪斜；捏拿肌肤松紧要适宜，避免肌肤从手指间滑脱。

给孩子捏脊时，让孩子趴在床上，保持背部平直并放松。家长将两手的中指、无名指和小指握成半拳状；食指半屈，用双手食指中节靠拇指的侧面，抵在孩子的尾骨处；大拇指与食指相对，向上慢慢捏起皮肤，同时向上轻轻地揉按。两手交替进行，沿脊柱两侧自长强穴（在尾骨端下，尾骨端与肛门连线的中点处）向上边推边捏边放，一直推到大椎穴附近，完成1次捏脊。捏脊一共进行3～5次，以皮肤微微发红为度。最后一次常常捏3下，向上提1次，称为"捏三提一"。

孩子的皮肤比较娇嫩，接受刺激比较敏感，所以我们不能捏得太紧；捻动向前时，应直线进行，不要歪斜，不可捏捏放放。刚开始捏的时候，很多孩子常感不适，不用担心，多捏几次后就好了。除局部皮肤潮红外，一般没有什么不良反应，需要注意的是，如果背部皮肤有损伤，就不适合捏脊。

当然，捏脊并不仅仅限于孩子。很多脾胃虚弱的老年人，可以找家人帮助捏脊。捏的时候最好在晚上睡觉前进行，这样有利于老年人休息。每天可捏1次，每次15分钟左右，10次为1个疗程。

捏脊可以说是一种很好的亲子互动方式，给孩子多捏脊是父母关爱孩子的一种表现，给老年人多捏脊是子女孝心的一种体现。常常给家人捏脊，不失为保护肠胃的好方法。

治疗常见胃病的中药方

胃病从中医角度来讲有六大病机：气，指气机不调；血，指血积血瘀；痰，指湿化痰；湿，就是说湿气，人感到沉重，没力气，很多时候痰湿不分，一般肥胖的人往往属于痰湿体质，特别是中老年妇女，常常会虚胖；食，指的是食物的问题；火，指的是胃火。

在日常生活中，我们不妨备一些中药，不同的胃病有不同的治疗方法，这里给大家推荐一些常用的、效果比较好的中药方。

1. 四黄散

四黄散，即大黄、黄芪、黄连、黄芩。将这四味药研成药末，用于脐贴，叫贴敷疗法。对于一些属于热证的症状，就得用寒药，因胃热而疼痛就得用一些苦寒的药。有点儿类似于小孩用的丁桂儿脐贴。

2. 蜂蜜醋疗法

如果病症属于寒凝气滞，有寒象，可以备上一种西药，是专门止痛的止痛灵。但在家里可以用一种更加方便的蜂蜜醋擦药疗法，就是用水、蜂蜜、醋涂抹，可以缓解症状。治疗方法都是经济有效、简便安全的，一学就会。

3. 艾叶脐贴法

胃痛的时候，有一种性质是寒的，中国人的胃怕寒，不能凉着，遇到虚寒、湿寒的寒凝气滞型胃痛，就可以选用艾叶。艾叶是热性的，将艾叶捣碎，再用酒炒一下放进纱布袋，贴到肚脐上，就可以止痛。

4. 热药熨疗法

选用川椒、丁香、吴茱萸、细辛这四味热药，分量等分。胃痛发作的时候贴到肚脐上，或者用大粒盐炒热放进布袋，敷在肚脐上神阙穴附近，效果更好。

5. 鲜姜涂擦法

如果是胃寒的症状，也可以用涂擦疗法。将鲜姜30克捣成汁，香附15克研成粉末，然后放入开水里面保温，疼痛发作的时候用毛巾或纱布蘸取后擦疼痛部位，可治疗一些寒证尤其是虚寒证。还有一种是高良姜或者干姜，贴脐上神阙穴附近，气海穴、涌泉穴附近，一般有失眠之类的症状可以贴，尤其是胃寒、呕吐、疼痛症患者。

6. 胃胀治疗

如果是胃胀气，胃气不降的话，原因通常是肝郁，一般用大腹皮熬水喝。如果是胃堵闷疼痛，可以再加陈皮，陈皮的理气功效不错。苏梗也可以加入煮水喝。对于胃胀痛，可以用枳壳，再加厚朴，这些都是止胀的。胀气还可以用砂仁，是降逆的。

7. 胃酸治疗

吞酸恶心、肝胃不和的，用柴胡疏肝散；对于胃酸，有几味药非常好，煅瓦楞子、乌贼骨，这些比苏打粉好喝，还可以保护胃黏膜。另外可以再加一些海螵蛸和化痰的浙贝母，研成末冲水喝。

8. 反胃药方

如果感到反胃，打嗝嗳气，恶心呕吐，这属于胃气上逆，用旋覆花、竹茹、丁香、柿蒂、代赭石这几味药很疗药。

上面介绍的这几种药方都是我们日常使用的，很常见也很有效，我给大家推荐的原则还是简单有效经济。大家不妨常备一些，这样在胃病发作的时候就能够有效地缓解了。

防治慢性胃炎的中药方

一般来说，慢性胃炎是一种长期积累下来的病症，与急性病不一样，慢性胃炎主要是由不健康的饮食习惯等造成的。如果平时总吃一些刺激性强的食物，或者长期吃饭不规律，时间长了，胃黏膜就会出现问题。

对于这样的情况，中药就比较有优势，对人体伤害较小，服用还方便。以下是患者用后觉得有效果的几个药方：

1. 养胃舒胶囊

材料：党参、黄精、玄参、乌梅、白术、菟丝子等。

功效：扶正固本，滋阴养胃，调理中焦。

主治：慢性萎缩性胃炎、慢性胃炎所引起的胃脘热、胀痛、手足心热、口干、口苦等症。

2. 猴菇菌片

材料：猴头菌。

功效：消炎止痛，扶助正气。

主治：慢性萎缩性胃炎、消化性溃疡、胃癌、食管癌等。

3. 加味香苏饮

材料：香附、橘皮、枳壳、香橼皮、佛手、大腹皮、砂仁、木香、三仙。

功效：理气和血通降。

主治：气滞食阻，胃失和降等慢性胃炎。

4. 清胃健中汤

材料：党参、制半夏、黄芩、黄连、炙甘草、木香、陈皮、六神曲。

功效：益气健中，清热燥湿。

主治：胃火引起的慢性胃炎、胃黏膜糜烂等。

5. 温胃舒胶囊

材料：党参、白术、山楂、黄芪、肉苁蓉等。

功效：扶正固本，温胃养胃，行气止痛。

主治：慢性萎缩性胃炎、慢性胃炎所引起的胃脘凉痛、胀气、嗳气、畏寒、无力等症。

6. 三九胃泰

材料：三叉苦、九里香、白芍、生地、木香。

功效：消炎止痛，理气健胃。

主治：浅表性胃炎、糜烂性胃炎、萎缩性胃炎等各类型慢性胃炎。

7. 虚寒胃痛冲剂

材料：白芍、干姜、党参、甘草、大枣等。

功效：温胃止痛，健脾益气。

主治：十二指肠球部溃疡、慢性萎缩性胃炎等病。用于脾虚胃弱证，胃脘隐痛，喜温喜按，遇冷或空腹痛重。

8. 复方胃乐舒口服液

材料：猴头菌浓缩液、蜂王浆、蜂蜜等。

功效：利五脏，助消化，提高机体免疫力。

主治：用于消化性溃疡及胃炎、慢性萎缩性胃炎的脾胃虚弱证和胃肠病恢复期的调治。

9. 胃康灵胶囊

材料：白芍、白及、三七、甘草、茯苓、延胡索、海螵蛸、颠茄浸膏。

功效：柔肝和胃，散瘀止血，缓急止痛。

主治：急性胃炎、慢性浅表性胃炎、慢性萎缩性胃炎、消化性溃疡及胃出血等。

10. 养胃冲剂

材料：黄芪、白芍、淮山药、香附、党参、甘草、陈皮等。

功效：养胃健脾，理气和中。

主治：慢性萎缩性胃炎。

治疗胃下垂的中药方

通常来说，胃下垂是个比较专业的术语。胃下垂是指站立时，胃的下缘达盆腔，胃小弯弧线最低点降至髂嵴连线以下。胃下垂的程度不一样，常常会带动其他内脏下垂，一般瘦长体型的人容易出现这种情况。

有的患者来找我，看上去消瘦、乏力，又说自己胃部胀闷不舒，常感觉腹部似有东西在下坠，平躺的时候就会减轻。其实这就是胃下垂。有的还表现为腹痛无周期性及节律性，呕吐、嗳气。

胃下垂由中气不足引起，是消化系统的常见病。患者平时应注意饮食，要忌口，不吃辛辣食品，不喝酒；注意休息，三餐要规律，同时注意保暖，不要着凉。除此之外，用中医药方治疗效果不错，还有保护肠胃的作用。

药方1

材料：党参15克，白术、茯苓、山药各10克，砂仁、蔻仁、谷芽、木香、山楂各9克，甘草5克，大枣10颗。

方法与用量：水煎服，每日1剂，日服2次。

药方2

材料：白术20克，党参30克，茯苓、枳实、陈皮、半夏、川厚朴各9克，莱菔子、槟榔各10克，砂仁、黄连、干姜各5克，炒麦芽15克，炙甘草5克。

方法与用量：水煎服，每日1剂，日服2次。

药方3

材料：黄芪50克，党参、白术各15克，砂仁、炒麦芽各10克，鸡内金、炙甘草各5克，大枣10颗。

方法与用量：水煎服，每日1剂，日服2次。

药方4

材料：制香附9克，木香6克，川楝子9克，白芍9克，延胡索9克，旋覆花9克，佛手9克，丹参9克，夜交藤30克。

方法与用量：水煎服，每日1剂，日服2次。

药方5

材料：太子参10克，川黄连6克，炒莱菔子10克，黄芩6克，生姜5克，酒大黄3克，枳壳10克，砂仁3克，鸡内金5克，香橼皮10克，大腹皮10克。

方法与用量： 水煎服，每日1剂，日服2次。

这五个药方从功效上来说，以健脾益气为主，兼以消食导滞、养阴和胃、疏肝解郁、温阳助运、活血化瘀。它对于胃下垂有很好的治疗效果。但是胃下垂患者也应注意养成良好的饮食习惯，切勿暴饮暴食，宜少食多餐，如果长期吃过多的食物，食物必然会滞留于胃部，引起消化不良。

治疗消化道溃疡的中药方

在所有的胃病症状中，消化道溃疡算是很常见的一种，尤其以胃溃疡和十二指肠溃疡最常见，所以说消化性溃疡一般是指胃溃疡和十二指肠溃疡。

上腹部疼痛是胃溃疡的主要症状之一。有时候患者分不清楚是什么部位的疼痛，就只说是肚子疼，一般出现在上腹部，有时候也出现在左上腹部或胸骨、剑突后。疼起来非常厉害，隐痛、钝痛、胀痛、灼热样痛。胃溃疡的疼痛多在餐后1小时内出现，1~2小时后就能逐渐缓解，等到吃下顿饭的时候会重复一遍这种疼痛。

缓解胃溃疡有几个不错的中药方子，对肠胃刺激小，治疗效果好，大家可以尝试一下。

1. 两和镇痛饮

材料： 柴胡12克，白芍15克，枳壳12克，厚朴12克，炒香附15克，佛手12克，炒建曲15克，甘草5克。

功效： 疏肝和胃，行滞镇痛。

方法与用量：水煎服，每日1剂，日服2次。

2. **养阴平肝消炎汤**

材料：沙参9克，当归9克，石斛9克，白术6克，鸡内金6克，黄连6克，陈皮6克，枳壳6克，麦冬6克，山药12克，焦三仙各10克，川牛膝10克，白蔻5克，半夏5克，白芍15克，甘草3克。

功效：滋养胃阴，平肝补中。

方法与用量：水煎服，每日1剂，日服2次。

3. **综合治疗胃溃疡的方法**

材料：白及、白芍各20克，乌贼骨、钟乳石各30克，当归、白芷、元胡、甘松、香附各10克，煅瓦楞子、炙甘草各15克。

材料加减：呕血加三七5克，伏龙肝20克（先煎取液，再煎其他药）；便血加地榆、炮姜炭各10克；胃寒加高良姜、吴茱萸各6克；有热加黄连6克；体弱加党参、白术各10克。

方法与用量：水煎服，每日1剂，日服2次。

胃病三分靠治七分靠养，中药方的使用也要配合日常的饮食习惯。所以在日常生活中，还有三点需要胃溃疡患者注意：

1. 营养进食，应选用易消化、含足够热量、蛋白质和维生素丰富的食物，如稀饭、细面条、软米饭、鸡蛋、瘦肉、豆制品、新鲜蔬菜和水果等。

2. 少吃多渣食物，避免吃油煎、油炸食物以及含粗纤维较多的芹菜、韭菜、豆芽及各种粗粮，因为这些食物不仅粗糙不易被消化，而且会引起胃液大量分泌，加重胃的负担。烹调要以蒸、烧、炒、炖等法为佳。煎、炸、烟熏等烹制的菜不易消化，在胃内停留时间较长，影响溃疡面的愈合。

3. 不吃刺激性强的食物，禁吃刺激胃酸过多分泌的食物，如肉汤、生葱、生蒜、浓缩果汁等，以及过甜、过酸、过咸、过热等食物。甜食、辛辣食物可增加胃酸分泌，刺激溃疡面，加重病情；过热食物可刺激溃疡面，引起疼痛，致使溃疡面血管扩张而引起出血；过冷、过硬食物不易消化，可加重病情。

大家请记住，只有将治疗和养护结合起来，胃溃疡才能得到更好的治疗。

防治吐血、呕血的中药方

一般来说，如果我们有吐血、呕血的现象就会觉得自己生了什么大病，被吓得不轻。其实吐血多是热伤了胃络、脾虚失摄、胃络瘀阻等导致血液不循经，溢于脉外而成。说到底，还是因为伤了肠胃。

有的人爱生气，平时一点儿小事就动怒，如果肝脏不好的话，肝气上逆就会吐血。这是由于肝为血海，有调节血液的作用，能控制血量，因而肝气上逆就会吐血。还有日常生活中酒喝多了、吃得太猛而伤了上消化道，过度劳累体虚等，这些常见的情况都会导致吐血。很多人对这些情况不了解，只知道在一旁害怕着急，却不知道该怎么做。

对于常有呕血、吐血的情况，平时可以多熬制一些中药，养护肠胃。下面的方子是患者用后疗效比较好的，大家不妨尝试一下。

药方1

材料： 代赭石30克，柴胡10克，白术10克，大黄炭10克，黄芩10克，棕榈炭10克。

方法与用量： 先将代赭石加水煮沸30分钟，然后将上述药材放入，煮沸15分钟，滤取药液；药渣加水再煎，煮沸30分钟，滤取药液。合并2次药液，分早、晚2次喝完，每日1剂。

功效：镇肝止血，清热泻火。主治因大怒伤肝而引起的大吐血。

注意：喝中药的同时，要注意调理情志，不吃辛辣刺激性食物，饮食以清淡为佳。发生急性吐血时，应卧床休息，保持呼吸道通畅。孕妇忌服。

药方2

材料：代赭石30克，龙胆草6克，栀子6克，黄芩6克，木通6克，柴胡6克，生地黄10克，车前子10克（纱布包煎），泽泻10克，当归10克，甘草4克。

方法与用量：先将代赭石加水煮沸30分钟，然后将上述药材放入，煮沸15分钟，滤取药液；药渣加水再煎，煮沸30分钟，滤取药液。合并2次药液，分早、晚2次喝完，每日1剂。

功效：清肝泻火，凉血止血，主治吐血色红或紫暗，伴有口苦胁痛、心烦易怒导致肝火犯胃型吐血。

注意：急性大吐血，应卧床休息并禁食，由静脉滴注补充营养，保持呼吸道通畅；少量吐血，可给予流质饮食。孕妇忌服。

药方3

材料：凤尾草（鲜品）500克。

方法与用量：将凤尾草先用清水冲洗干净，再用凉开水洗净，切碎，捣烂，挤压取汁，每次40～60毫升，每日2～3次，凉开水送服。

功效：凉血止血。主治吐血、便血、尿血等出血证，因热毒内盛而致者。

注意：若无鲜凤尾草，可用干凤尾草30克，用米泔水洗净，然后水煎2次，每次20分钟。合并2次药液，分早、晚空腹时服，每日1剂，也可达到同样的治疗效果。因本品性凉，故脾胃虚寒者、腹痛者不宜服用。

药方4

材料：藕粉30克，糯米粉30克，白糖20克。

方法与用量：将这些药材一起煮成粥，待温1次服完。再服再制，每日2次。

功效：滋阴养胃。主治吐血，胃热及胃阴不足引起者。

注意：糯米粉的做法是先将糯米炒至焦黄，透出香气，然后再磨成米粉，即成糯米粉。糖尿病患者可去白糖，加蜂蜜15克，效果相同。

药方5

材料：荷花（干品）100克，黄酒600毫升。

方法与用量：将荷花去除杂质，研为细末，瓶装备用。每次取荷花末5克，用黄酒30毫升调和，然后冲服，每日3次。

功效：活血止血。主治吐血，因坠跌摔打所致者。

注意：服药期间要注意忌生冷、油腻食物。

防治消化不良的中药方

消化不良是现代上班族常出现的状况，尤其是中午这顿饭，工作忙起来吃得就不如意，或者忙着赶紧吃两口，或者根本没时间吃，而有饭局却免不了大吃大喝。消化不良的原因很多，包括胃和十二指肠部位的慢性炎症，使食管、胃、十二指肠的正常蠕动功能失调。

从中医学角度来看，消化不良病在胃，涉及肝脾等脏器。所以我们应当健脾和胃，疏肝理气，就算没有消化不良，适当地预防也是好的。要不然一出现这种情况，就会有上腹痛、早饱、腹胀、嗳气，虽说属于不至于上医院看的大病，但是难受的还是自己。

对于这个比较常见的消化上的问题，我们同样可以用中医药方防患于未然，平时家里时不时熬煮中药喝几次，对于肠胃的养护都是不错的。我经常给患者推荐的有以下几种中药：

1. 五香锅巴散开胃助消化

材料： 锅巴焦100克，砂仁、小茴香、橘皮、花椒、茅术各10克。

方法与用量： 以上各味共捣碎，研成细末。每服5～10克，每日2次。

功效： 健脾开胃，消食化滞。治疗消化不良、膨闷胀饱、不思饮食，对慢性胃炎亦有疗效。

2. 萝卜酸梅汤宽中行气

材料： 萝卜250克，酸梅2颗，盐适量。

方法与用量： 将萝卜洗净，切片，加清水3碗同酸梅共煮，煎至1碗半，加盐调味。

功效： 化积滞，化痰热，下气生津。治食积、饭后胃灼热、腹胀、气逆等。

3. 麦芽神曲汤化食下气

材料： 大麦芽、六神曲各20克。

方法与用量： 将以上所有材料水煎。早、晚各1次空腹服用。

功效： 益气调中，化食下气。用于治胃肠虚弱而致的消化不良、饱闷腹胀。

4. 榛子仁汤补益脾胃

材料： 榛子仁100克，党参25克，怀山药50克，砂仁4克，陈皮10

克，莲子25克。

方法与用量：将以上所有材料水煎。每日服1剂。

功效：补益脾胃。治疗脾胃虚弱所致的饮食减少、身体瘦弱、气短乏力等。

5．咖啡粉治食积腹痛

材料：咖啡粉10克，白糖适量。

方法与用量：将咖啡粉与白糖拌匀。用开水一次冲服，日服2次。

功效：消食化积，止腹痛。

除了这五服中药方，我们在平时做饭的时候还可以加一些药材进去，不仅能达到食疗的效果，也能促使那些不爱喝中药的患者更好地恢复。再给大家推荐几款：

1．炖野鸭山药参开胃化食

材料：野鸭1只，怀山药50克，党参、生姜各25克，盐适量。

方法与用量：将野鸭去毛及内脏，洗净，同其他材料加水共炖。食鸭肉饮汤，每日2次。

功效：开胃消食。治肠胃虚弱而致的消化不良、食欲缺乏。

2．鹌鹑山药参补脾益胃

材料：鹌鹑1只，党参25克，怀山药50克，盐适量。

方法与用量：鹌鹑去毛及内脏杂物，洗净，与其他材料加水共煮熟，吃肉饮汤。

功效：补中益气，强筋壮骨。主治脾胃虚弱之不思饮食、消化不良等。

3．小米山药糊健胃消食

材料：小米50克，怀山药25克，白糖适量。

方法与用量：按家常的方法将其煮作粥，后下白糖。每日食用

2次。

功效：补益脾胃，清热利尿。治消化不良及作小儿脾胃虚弱调养之用。

4. 芡莲猪尾汤健脾补肾

材料：猪尾1根，芡实75克，莲子75克，大枣7颗，酱油、盐各适量。

方法与用量：把猪尾上的肥肉切去，洗净，切成小段。大枣去核。然后将芡实、莲子放进砂锅内，加水3大碗，大火煎煮。水沸下入猪尾段，煮2小时以上，尾烂放调料即成。

功效：健脾，补肾，止泻，去湿。对脾虚弱引起的消化不良、腹胀或小便不利、肢体浮肿等有效。常人食用，对健康也有裨益。

5. 萝卜饼消食又化痰

材料：白萝卜150克，面粉150克，猪瘦肉60克，姜、葱、盐、植物油各适量。

方法与用量：将白萝卜洗净切丝，用植物油翻炒至五分熟时待用。将猪瘦肉剁碎，加萝卜丝和调料调成萝卜馅。将面粉加水揉成面团，揪成面剂，擀成薄片，填入萝卜馅，制成夹心小饼，放锅内烙熟即成。

功效：健胃理气，消食化痰。适用于食欲缺乏、消化不良、咳喘多痰等。

治疗反流性食管炎的中药方

经常有人吃饭的时候说胃灼热，吃不下饭，这就是我们所称的反流性食管炎。正常情况下，胃酸只存在于胃中，如果胃内的东西反流至食管就会引起灼热感。灼热的感觉常常发生于饭后。

采用低脂肪饮食是反流性食管炎饮食治疗的关键，进食过多的脂肪可延缓胃的排空，增加上腹部不适感，使胃膨胀，更容易导致反流的现象。所以如果膳食中注意控制油脂的摄入，维持正常的体重，相对来说就不太会反流。饮食中应吃些易消化、细软的食品，少吃刺激性食品，少喝浓茶、咖啡、鲜柠檬汁、鲜橘汁、番茄汁等酸味饮料及使用刺激性调料。烟酒会引起食管下端括约肌张力下降，尤其是烈性酒可使食管蠕动收缩波的频率下降，造成食管清除酸性能力下降，对食管炎的治疗造成不良影响。

除了饮食需注意外，还可以选用中药方来达到缓解的治疗效果。由于反流的原因不一，我们就将病因和方法一一对应，对症下药。

1. 肝胃不和

症状：胸骨后灼热或疼痛，胸肋胀满，嗳气反酸，吞咽时有哽噎感，与情绪关联密切。

治疗方法：疏肝和胃降逆。

材料：柴胡13克，白芍13克，枳实16克，半夏12克，生姜12克，竹茹12克，蒲公英16克，甘草6克。煎水服用。

若胸骨后痛，为气滞血瘀之象，可加用失笑散；胁胀满疼痛甚者，加郁金、青皮、佛手；吐酸水者，加乌贼骨、瓦楞子等。

2. 饮食内伤

症状：上腹或胸骨后灼热或疼痛，胃脘胀满，嗳腐吞酸或呕吐不消化食物，大便不爽，舌红，苔厚腻。

治疗方法：消食导滞，和胃降逆。

材料：山楂16克，神曲13克，半夏16克，茯苓25克，陈皮12克，连翘12克，莱菔子16克。煎水服用。

胃脘胀满不减可加枳壳；大便郁结加大黄或枳实。

3. 痰湿郁阻

症状：胸脘、胸膈灼热或灼痛，吞咽食嗝。脘闷泛恶，心悸，头晕，苔腻，脉滑。

治疗方法：清化痰湿，和胃降逆。

材料：半夏12克，陈皮12克，茯苓16克，甘草6克，生姜7克，枳实12克，竹茹16克，黄连10克，厚朴12克，瓜蒌皮16克。煎水服用。

无热者加桂枝、白术；痰热者加黄芩、川贝。

4. 脾虚胃逆

症状：胃灼热，胃脘隐痛，胃中胀闷或嘈杂，反酸，嗳气，呕逆，食欲差。

治疗方法：健脾和胃降逆。

材料：党参16克，白术16克，茯苓25克，陈皮12克，半夏16克，木香12克，砂仁7克（后下），炙甘草7克，旋覆花12克，代赭石25克，生姜12克。煎水服用。

脾虚甚者加黄芪、薏米。

除此之外，还可以尝试两个食疗的方子，效果也很好。

1. 胎盘牛奶粥

材料：胎盘粉6克，鲜牛奶200克，粳米100克，白糖适量。

方法：先将粳米煮粥，待粥将熟时，加入牛奶煮至粥熟，调入胎盘粉、白糖即成。可供早晚餐，温热服食。

功效：补虚损，润五脏。适用于反胃噎嗝，大便燥结。

2. 菱粉粥

材料：菱粉50克，粳米100克，红糖适量。

方法：先将粳米煮粥，至半热时，调入菱粉、红糖同煮为粥。供早晚或当点心服食。

功效：健脾胃，补气血。适用于年老体虚，营养不良，慢性泻泄者，并可作为防治食管癌、胃癌的辅助食疗方法。

治疗慢性肠炎的中药方

慢性肠炎一旦患上就难以根治，日常生活中稍不注意就会跑出来折磨你的胃，不能随意享受美食不说，还要饱受疼痛的折磨，因此一定要及时治疗和有效地预防调理。

有些慢性肠炎、结肠炎患者认为，这不是什么大问题。其实不然，我们日常所吃的食物，都是通过肠道吸收的，慢性肠炎会使肠黏膜变薄，使营养物质不能很好地被吸收，久而久之就会造成人体免疫力降低，精力不充沛，生活质量下降。如此反复，可导致肠黏膜发生病变。

谈到治疗方法，对于一些慢性疾病，不要图方便，虽然吃一些速效药或长效药，将药片往口里一丢，一口水吞下去可以管一天或一星期，但是这样上起肝肾的不良反应，又不能彻底治愈。要想健康长寿，还是要服用中药治本，而且中药调理无毒、不良反应少。

1. 调肝健脾汤

主治：胃热脾弱，肝气不畅，清浊不分。

材料：南柴胡12克，焦茅术10克，茯苓10克，姜朴6克，焦内金10克，炙香附6克，炒山药10克，车前子10克，炒杭芍10克，焦建曲10克，广木香3克，壳砂仁3克，黄连2克。

方法与用量：水煎服，每日1剂，日服2次。

2. 益气汤

主治：脾胃气虚，中气下陷。

材料：黄芪12克，薏米12克，党参10克，茯苓10克，血余炭10克，赤石脂10克，白芍10克，白术炭6克，陈皮炭6克，柴胡6克，厚朴6克，黄连6克。

方法与用量：水煎服，每日1剂，日服2次。

3. 温中汤

主治：脾失健运，湿热蕴于肠中，肝脾气滞。

材料：党参9克，白术9克，炮姜3克，炙甘草6克，茯苓9克，防风9克，焦神曲9克，焦山楂9克，陈皮6克，白芍12克，秦皮12克。

方法与用量：水煎服，每日1剂，日服2次。

4. 赤石脂汤

主治：健脾化湿。

材料：附子9克，黄芪9克，当归9克，桔梗9克，石榴皮9克，川楝子9克，肉桂3克，黄连3克，炮姜6克，诃子6克，赤石脂30克，肉豆蔻1.5克。

方法与用量：水煎服，每日1剂，日服2次。

5. 解毒清肠汤

主治：清热利湿，健脾和胃。

材料：白头翁30克，秦皮20克，黄柏12克，黄连16克，白芍30克，白术30克，苍术12克，茯苓30克，猪苓16克，萹蓄16克，山药30克，木香10克。

方法与用量：水煎服，每日1剂，日服2次。

治疗腹泻的中药方

腹泻恰恰与便秘相反，时时有稀屎排泄，有时还会大便失禁。有的是因胃消化力衰弱或食物未曾嚼烂，这种未经完全消化的食物进入大肠后，受大肠内细菌的作用，便发生腐败，肠黏膜受此腐败物刺激，而肠里的细菌繁殖又快又多，不仅会引起腹泻，有时还会引发高热。有时候吃坏了东西也会腹泻，比如夏天都爱吃凉凉的东西，雪糕、冰激凌、西瓜等。民间有俗语"隔夜西瓜，放倒全家"，就是说的腹泻。

有些常见的腹泻可以自己处理，比如拉肚子，不严重的过一两天就没事了，但关键是要先弄清楚究竟是感染性腹泻还是非感染性腹泻。只有针对性用药，才能达到控制感染和医治腹泻的目的。因此，平时要注意健康合理的饮食。此外，不妨尝试一下中药方的防治，对于健脾胃效果很好。

1. 番石榴治腹泻

材料： 番石榴2~3个，蜂蜜适量。

方法与用量： 将番石榴去外壳，取果肉，加水1碗半，煎至大剩半碗，去渣，加蜂蜜调味，1天内分2~3次饮完。

功效： 适用于消化不良所致腹泻。

2. 红茶干姜丝治腹泻

材料： 红茶、干姜丝各3克。

方法与用量： 将二者放入瓷杯中，以滚水100毫升冲泡，加盖闷10分钟，代茶随意服，饮完可再冲。

功效：适用于感受寒邪所致腹泻。

3. 鲜山药羊肉治慢性腹泻

材料：鲜山药500克，羊肉、糯米各250克。

方法与用量：将羊肉去筋膜，洗净，切碎，与山药同煮烂，研泥，下糯米，共煮为粥，早晚餐温热服食。

功效：适用于脾肾阳虚所致慢性腹泻。

4. 生姜黄连治慢性腹泻

材料：生姜160克，黄连40克。

方法与用量：黄连切成黄豆粒大小的小块，生姜切片。黄连、生姜一起用小火烤，待生姜烤透时，去生姜，只将黄连研末，1次4克，空腹多喝几次。

功效：用于治疗慢性腹泻。

5. 三鲜饮治暑热腹泻

材料：鲜藿香15克，鲜荷叶9克，鲜扁豆叶9克，六一散9克（包）。

方法与用量：水煎，每日1剂，分3次服下。

功效：用于治疗暑热腹泻。

6. 茄根榴皮饮治慢性腹泻

材料：茄子根15克，石榴皮45克。

方法与用量：水煎，每日1剂。

功效：用于治疗慢性腹泻。

7. 赤石脂治虚寒型腹泻

材料：赤石脂18克，炒白术9克，干姜3克，麦芽15克。

方法与用量：水煎，每日1剂，日服2次。

功效：用于治疗虚寒型久泻。

8. 黄芪治慢性腹泻

材料：黄芪15克，白术10克，公丁香2克，茯苓10克，陈皮6克，条参10克，法半夏10克，诃子6克，豆蔻6克，薏米15克，粟壳4克，甘草5克。

方法与用量：水煎，每日1剂，日服3次。

功效：主要用于慢性腹泻之治疗，尤其适用于婴幼儿因长期腹泻用西药治疗不见效者。

9. 无花果鲜叶治经年腹泻

材料：无花果鲜叶100克，红糖适量。

方法与用量：将无花果鲜叶切碎，加入红糖同炒、研末。以温水送服，1次喝下。

功效：用于治疗经年腹泻不愈。

10. 葛粉治感冒引起的下泻

材料：葛根粉30克，白糖适量。

方法与用量：以一杯水的分量煮葛根粉，饮用前加入白糖。

功效：用于治疗感冒引起的下泻，治疗肠胃炎。

第九章

老中医的七天养胃护胃餐

第一天

早餐一道粥：小米南瓜粥

材料： 南瓜300克，小米100克，冰糖适量。

做法：

1. 把小米洗净倒入锅中，加入适量清水，用中火煮开，然后改小火熬20分钟。

2. 南瓜削皮洗净切成薄片，放进锅里熬制15分钟至南瓜片软烂。

3. 在南瓜要熟的时候放入冰糖，再用勺子搅拌均匀，调至小火熬煮成粥。

小贴士：

如果有果蔬搅拌机，可以把南瓜打成糊状，倒进小米粥里搅拌均匀熬制。

午餐一道菜：肉末烧黑木耳

材料： 水发木耳200克，猪肉末150克，青红辣椒50克，葱、姜、蚝油、植物油、盐、酱油、味精、水淀粉各适量。

做法：

1. 将木耳去杂质及老根，撕成片状；青、红辣椒洗净去籽后切成小粒；葱切段、姜切片，备用。

2. 木耳下开水锅焯烫后捞出备用。

3. 炒锅倒入植物油，放入姜片、葱段、猪肉末炒香，加入酱油、盐、木耳、蚝油翻炒片刻，加入味精、水淀粉，撒入青、红辣椒粒，翻炒后出锅。

小贴士：

木耳味甘、性平，具有养阴润燥、凉血止血的功效，日常可以多食用。

晚餐一道汤：砂仁羊肉汤

材料： 羊肉300克，砂仁10克，白胡椒3克，生姜、盐各适量。

做法：

1. 将砂仁、白胡椒粉、生姜以及羊肉共同放进锅里煮汤。

2. 小火熬煮40分钟，放入盐即可。

小贴士：

砂仁温中化湿、行气和中，白胡椒粉、生姜辛温理气，羊肉辛温补虚、养胃散寒。整道砂仁羊肉汤有健脾散寒、温胃止痛的作用。

第二天

早餐一道粥：粳米大枣莲子粥

材料： 粳米50克，大枣10颗，莲子20克，冰糖适量。

做法：

1. 莲子用温水泡软、去心，粳米淘洗干净，大枣洗净备用。

2. 粳米、大枣、莲子同时放入锅内，加清水适量，大火煮开后，调至小火熬煮成粥。

3. 冰糖可根据个人喜好加入，粥早晚食用均可。

小贴士：

这道粥养胃健脾，还可防治缺铁性贫血。

午餐一道菜：香菇鸭肉

材料： 鸭肉块200克，香菇150克，植物油、盐、蒜片、姜片、料酒、酱油、八角各适量。

做法：

1. 将鸭肉块、香菇和八角洗净，备用。

2. 锅里倒入植物油，待油烧热后加入姜片和八角。

3. 放入鸭肉块爆炒，直至变色，加入酱油和料酒煸炒出香味，再加入香菇和蒜片煸炒。

4. 加入盐，然后倒入适量清水，大火焖30分钟即可。

小贴士：

用干香菇比新鲜香菇更入味，味道更好。

217

晚餐一道汤：河虾汤

材料： 猪肉100克，河虾100克，香菇2朵，鸡汤500克，豆干、青菜、胡椒粉、盐、葱花各适量。

做法：

1. 将猪肉洗净、切丁，河虾洗净，青菜洗净后切段，香菇去蒂、洗净备用。

2. 豆干洗净后用鸡汤煮沸，然后捞出备用。

3. 将鸡汤倒入砂锅，加入河虾、猪肉丁、香菇、豆干，小火炖20分钟，加入青菜段、盐煮熟。

4. 食用前撒上葱花和胡椒粉，趁热进食。

小贴士：

河虾头上的须要先剪干净，煮出来的汤会更清爽。

第三天

早餐一道粥：莲子百合糯米粥

材料： 莲子、百合、糯米、大米、小米各50克，白糖适量。

做法：

1. 将莲子、百合洗净，在水中泡20分钟，莲子去心。

2. 糯米、大米、小米洗净后在锅中煮开，调至小火煮约10分钟后，将泡好的莲子和百合倒入。

3. 将锅中食材煮至浓稠，加入适量的白糖即可食用。

小贴士：

这道粥对孕妇尤其有利，可预防早产，缓解孕妇腰酸以及孕期焦躁情绪等，还可以促进睡眠。

午餐一道菜：小精排炖土豆

材料： 精排1000克，土豆600克，植物油、盐、八角、蒜片、姜片、干辣椒、老抽各适量。

做法：

1. 精排洗净后控干水，土豆切块，其他材料备好待用。

2. 锅里倒入植物油烧热，加入姜片、蒜片、八角、干辣椒爆香。

3. 加入精排爆炒，待炒至六分熟时，加入老抽，来回翻炒，加入适量冷水。

4. 待水烧开后，将土豆块放入锅中，开锅后转小火，继续炖15~20分钟，加盐调味，出锅即可。

小贴士：

排骨事先用冷水浸泡出血水，然后冷水下锅便于去除血沫和腥味。

晚餐一道汤：玉米筒骨猪肚汤

材料： 玉米3根，猪肚400克，筒骨800克，红萝卜、荸荠、莲子、百合、薏米、无花果各20克，盐适量。

做法：

1. 猪肚处理好后与筒骨一起用沸水焯烫备用。

2. 玉米去皮留须，清洗干净；红萝卜去皮、洗净、切块。

3. 荸荠去皮洗净，莲子去心洗净，百合、薏米、无花果洗净。

4. 将全部材料放进砂锅里加清水，大火煲至滚后转中火煲2小时，放盐调味，出锅即可。

小贴士：

猪肚处理比较麻烦，购买时可以请商家处理好。

第四天

早餐一道粥：大麦玉米碎粥

材料： 大麦、玉米碎粒各50克，花生仁20克，话梅、冰糖各适量。

做法：

1. 大麦洗净，用水浸泡2小时。

2. 玉米碎粒洗净，用水浸泡30分钟。

3. 花生仁洗净，话梅去果核。

4. 锅置火上，加入清水与大麦用大火煮至沸腾，然后改小火煮40分钟，放入玉米碎粒、花生仁，然后煮沸到大麦开花，再调小火，放冰糖，煮10分钟。

5. 加入话梅煮5分钟即可。

小贴士：

大麦茶助消化、解油腻，还具有养胃、暖胃、健胃的作用，长期饮用，能收到养颜、减肥之功效。

午餐一道菜：番茄鱼片

材料： 草鱼半条，番茄1个，蛋清1个，香菜末、葱花、姜末、蒜末各少许，白醋、料酒、白糖、盐、鸡精、干淀粉、水淀粉、番茄酱各适量，植物油400克。

做法：

1. 番茄去皮切小丁备用；草鱼处理干净，切成大片。将鱼片放入碗中，加蛋清、料酒、盐、干淀粉腌制15分钟使其入味。

2. 在锅中倒入植物油，烧至五成热，将鱼片放入锅中炸至金黄捞出。锅留底油，下葱花、姜末、蒜末炒出香味。

3. 倒入番茄丁和番茄酱小火煸炒，炒至番茄软烂出汁，加入白糖、料酒、白醋、鸡精炒匀。

4. 加入水淀粉勾芡，倒入炸好的鱼片，快速翻炒均匀。

5. 起锅前加入香菜末即可。

小贴士：

放入鱼片后不用翻炒太久，到鱼片变色即可。变色后不要搅拌，防止鱼片破碎。

晚餐一道汤：瘦肉蘑菇汤

材料： 蘑菇125克，瘦肉150克，盐适量。

做法：

1. 将用料洗净，蘑菇对切成块，瘦肉原块留待备用。

2. 煲中加适量清水，将瘦肉和蘑菇块一起放入煲内，煮至瘦肉块软熟。

3. 汤中加入盐便可享用。

小贴士：

蘑菇味甘、性凉，入脾胃经，能开胃健脾；瘦肉能滋阴润燥。

第五天

早餐一道粥：鸭肉粥

材料：大米100克，鸭肉250克，葱、姜、芹菜、植物油、盐各适量。

做法：

1. 将大米洗净；鸭肉洗净后切丁；姜切片，葱切成小段，芹菜切成丁。

2. 炒锅中加入植物油，待油温热时下入鸭肉丁及姜片煸炒。

3. 待鸭肉丁变颜色后放入葱段，炒约两分钟，然后加水，煮开后放入盐。

4. 将大米放入锅中，加适量水烧开，然后将鸭肉丁倒入锅中，再加入芹菜丁搅拌。再次煮开五六分钟，关火即可。

小贴士：

鸭肉是凉性食物，比较适合夏天吃，有利尿消肿、养胃、助消化，以及延缓衰老的作用。

午餐一道菜：素炒三丝

材料：西芹150克，胡萝卜150克，鲜香菇100克，姜、蒜、葱、鸡粉、盐、植物油、剁椒各适量。

做法：

1. 将西芹洗净撕去老筋，切成约5厘米长的丝；胡萝卜洗净后也切成5厘米长的丝；香菇洗净挤干水分后切丝；姜切丝，大蒜拍松后去皮切碎，葱切成葱花，留待备用。

2. 热锅倒入植物油，下入姜丝、蒜末爆香后放入胡萝卜丝，煸炒两分钟。

3. 放入西芹与香菇丝，大火翻炒两分钟，加入盐与剁椒翻炒均匀。

4. 放入葱花与鸡粉炒匀即可。

小贴士：

素食可以净化血液，预防便秘及痔疮；并且可以养颜美容，安定情绪。

晚餐一道汤：猴头菇猪骨汤

材料： 猪骨400克，猴头菇3个，姜3片，料酒、盐适量。

做法：

1. 将猪骨洗净放进汤锅里，加入足够的清水、姜片浸泡，一段时间后开大火煲至沸腾，然后改小火煲1小时。

2. 将猴头菇冲洗干净后切小块。

3. 将猴头菇块倒入猪骨汤锅中加入了料酒一起煲，10分钟左右放盐调味，关火即可。

小贴士：

因猴头菇带有苦味，在烹制的时候加入适量料酒可以清除苦味。

第六天

早餐一道粥：香菇鸡肉粥

材料： 大米100克，鸡胸肉50克，干香菇5朵，杂菜50克，姜丝、盐各适量。

做法：

1. 香菇洗净用温水泡发，鸡胸肉、干香菇切小丁，杂菜洗净备用。

2. 大米淘洗干净，放入锅中，加足量清水浸泡30分钟。

3. 大米大火烧开后，转小火煮至米粒开花。

4. 倒入鸡肉丁、干香菇丁、姜丝，迅速搅散煮3分钟；将杂菜倒入锅内。

5. 调入盐，搅匀后煮2分钟关火即可。

小贴士：

1. 煮粥时加入适量植物油，能使煮好的粥米粒饱满，色泽鲜亮。

2. 如果有鸡汤、骨头汤，用来代替清水煮粥，会让粥更香滑、醇厚。

午餐一道菜：啤酒焖鸭块

材料： 鸭肉200克，啤酒半杯，酱油、盐、黄酒、白糖、葱花、姜片、八角、桂皮各适量。

做法：

1. 将剁成块的鸭肉放锅里，加水和黄酒焯水；把焯好的鸭肉放进锅里，加酱油，再加入白糖。

2. 倒入啤酒，放入姜片、八角和桂皮，用大火煮。

3. 等煮开后调小火焖30分钟左右，加盐调味，撒上葱花即可。

小贴士：

鸭皮中含有大量的油脂，所以此菜可不额外再加植物油，以防口感油腻。

晚餐一道汤：猪肝菠菜汤

材料： 猪肝250克，菠菜150克，清鸡汤1碗，姜丝、植物油、盐、料酒、浓缩鸡汁各适量。

做法：

1. 猪肝洗净擦干水，用刀切成薄片；菠菜去除根部，洗净后从中间切半。

2. 将猪肝片放入滚水氽烫10秒，去除血水，捞起沥干水待用。

3. 烧热植物油，爆香姜丝，加入1碗清鸡汤和1碗清水，加入盐、料酒、浓缩鸡汁后搅匀，用大火煮沸。

4. 放入菠菜拌匀，用中火煮沸，再倒入猪肝片搅匀便可起锅。

小贴士：

猪肝菠菜汤鲜美可口，养阳益气、养血明目，且男女老少皆宜。

第七天

早餐一道粥：山药核桃糯米粥

材料：糯米100克，核桃仁30克，山药50克，大枣10颗，冰糖适量。

做法：

1. 将核桃仁洗净；将山药去皮洗净，切成小块；将糯米淘洗干净，然后用清水浸泡2小时。

2. 先把核桃仁、糯米放入锅内，倒入适量清水，用大火煮沸后，改用小火煮至八分熟，再放入山药块、大枣、冰糖继续煮成粥，30分钟关火即可。

小贴士：

这道粥对于养生疗效甚佳。山药是滋补脾胃的首推食物，它是入肺、健脾、补肾的佳品。

午餐一道菜：孜然香菜炮羊肚

材料：熟羊肚200克，香菜段100克，植物油、孜然粒、盐、葱丝各适量。

做法：

1. 将熟羊肚用开水烫一下捞出。

2. 锅里倒入植物油，然后加入孜然粒爆炒出香味，加入香菜段、葱丝、羊肚、盐，用大火爆炒两三分钟即可。

小贴士：

先炒孜然粒，味道会更香。

晚餐一道汤：鲫鱼豆腐汤

材料： 鲫鱼1条、豆腐200克，料酒、葱段、姜片、香菜、盐、植物油各适量。

做法：

1. 豆腐切块后放入锅内加1勺盐，煮5分钟后取出，沥水备用。

2. 锅烧热后，用姜先擦一下锅底，倒入植物油后，将处理过的鲫鱼放锅内煎至一面成型，翻过来煎另一面至成型。

3. 放入姜片、葱段炒香，加适量水没过鲫鱼，倒入1勺料酒。

4. 烧开后转小火慢炖至鱼汤发白，放入豆腐块，按个人口味加入盐，继续炖至鱼汤呈白色浓汤状，撒入香菜即可。

小贴士：

煎好鱼后水量要一次性加足，不可中途加水。